ÉTUDES

SUR LES EAUX MINÉRALES

DE

SYLVANÈS

ARRONDISSEMENT DE SAINT-AFFRIQUE (AVEYRON)

PAR

Le Dr Adrien PLANCHE

Médecin consultant aux Établissements de Sylvanès, d'Andabre, du Cayla et de Prugnes ; — Ancien Interne des Hôpitaux civils de Lyon ; — Ancien Chef de Clinique (intérimaire) à l'Hôtel-Dieu Saint-Éloi ; — Membre titulaire de la Société Médicale d'Émulation ; — Ancien Médecin du Bureau de Bienfaisance de la ville de Montpellier.

MONTPELLIER

C. COULET, Libraire-Éditeur

Libraire de la Faculté de Médecine et de l'Académie des Sciences et Lettres

Grand'-Rue, 5

—

PARIS

Adrien DELAHAYE, Libraire-Éditeur

Place de l'Ecole de Médecine

—

1875

ÉTUDES

SUR LES EAUX MINÉRALES

DE

SYLVANÈS

OUVRAGES DU MÊME AUTEUR.

—

Des Affections sécrétantes du Cuir chevelu chez les Enfants
(Thèse inaugurale , 1865).

*Exposer et Apprécier l'état actuel de la Science sur la Nature
et le Traitement des Maladies Syphilitiques* (1869). In-8 , de
152 pages............................... 2 fr. 50 c.

*Apprécier l'influence des Travaux modernes sur la Connaissance
de la Fièvre. — Exposer les Applications thérapeutiques ré-
sultant de cette Étude* (1872). In-8 , de 68 pages.... 2 fr.

Montpellier. — Typ. P. Grollier, rue du Bayle, 10.

PRÉFACE

—◇◇—

Les eaux minérales ont pris depuis quelque temps un rang très-important dans la thérapeutique des maladies chroniques. Dès l'apparition des premières chaleurs du printemps, les malades se demandent avec anxiété auprès de quelle source thermale ils devront se rendre pour compléter le traitement suivi pendant le reste de l'année; ils lisent avec avidité la quatrième page des journaux, les affiches plus ou moins éclatantes par leur couleur et les paysages qu'elles représentent, et se laissent facilement séduire par de fallacieuses promesses. — Aujourd'hui, les réclames, les articles des journaux, la promesse de distractions nombreuses font la réputation de beaucoup de sources minérales. Il n'en est pas ainsi pour Sylvanès ; c'est peut-être un des établissements thermaux pour lequel on a fait et on fait encore le moins de publicité ; il y a très-peu d'écrits sur cette station balnéaire ; aussi devient-elle de plus en plus inconnue. Les médecins, pour la plupart, ne la connaissent guère que de nom ; depuis l'an X, aucun ouvrage médical de longue haleine, aucune observation rendue publique sur les vertus de ces eaux, n'ont montré tout le bénéfice qu'on pourrrait en retirer. Aussi qu'arrive-t-il ? Les médecins spécialistes sont fort embarrrassés quand il s'agit de classer les eaux minérales de la vallée de Camarès. Toutes ces eaux, soit de Sylvanès, du Cayla, de Prugnes et d'Andabre, sont confondues dans la même classe, celle des ferrugineuses. Et cependant combien sont grandes les différences qui les distinguent l'une de l'autre ! Les eaux du Cayla sont essentiellement ferrugineuses, celles d'Andabre essentiellement alcalines, celles de Sylvanès ferrugineuses et arsénicales. Pour d'autres spécialistes, les eaux de Sylvanès sont ferrugineuses et sulfureuses ! Quelle diversité dans les opinions ! Quel chaos ! Aussi certains auteurs ne trouvent rien de plus simple que de

n'en pas parler du tout, ne sachant dans quelle classe
ils doivent les ranger ; témoin M. le Dr Rotureau,
qui, dans son ouvrage sur les eaux minérales d'Europe, ne leur consacre pas même une ligne.

La mode est d'aller dans certaines stations balnéaires, dans les Pyrénées surtout, où les promenades
y sont nombreuses, où l'on trouve des casinos, des
théâtres, des cafés concerts, tout ce que le luxe des
grandes villes nous offre en hiver. Sylvanès ne peut
pas offrir de pareils amusements ; mais est-ce une
raison suffisante pour délaisser cet établissement thermal ? Tel n'est pas notre avis, quoique les distractions fassent partie intégrante du traitement par les
eaux minérales.

Sylvanès a joui pendant longtemps d'une grande
réputation dans le traitement des maladies utérines,
et bon nombre de femmes doivent à l'usage de ses
eaux les douceurs de la maternité. L'établissement est
situé dans un riant vallon, entouré de vertes collines
et complanté de magnifiques marronniers. C'est peut-
être le seul point de la vallée de Camarès où les arbres
atteignent de si grandes proportions : leur élévation
considérable laisse un libre passage aux courants d'air,
ce qui entretient sous leur ombrage une température
fraîche, égale et nullement humide. Les baigneurs

peuvent passer toute la journée en plein air, condition très-avantageuse pour leur traitement, surtout quand on songe que le plus grand nombre habite l'intérieur des villes, et que la plupart des maladies pour lesquelles ils viennent faire usage de ces eaux minérales, reconnaissent pour cause le manque d'exercice et le besoin du grand air. Dans les maladies utérines, le repos est en général ordonné, combien serait insupportable le séjour aux eaux si les jeunes malades qui en sont atteintes, étaient obligées de rester tout le temps de leur cure enfermées dans leur chambre !

Aussi voit-on toujours des groupes de baigneurs réunis sous ces ombrages, montrant par leur gaieté que le temps ne leur paraît pas trop long.

L'établissement est bâti sur la source elle-même, ce qui offre certains inconvénients pour les propriétaires, mais largement compensés par l'agrément qu'en retirent les baigneurs. En sortant du cabinet de bains, pour rentrer dans son appartement, le malade n'est pas exposé aux intempéries du dehors. — La vie à Sylvanès est commode et en somme à bon marché. — Il y a dans l'établissement trois tables d'hôte à des prix différents, permettant ainsi à chaque baigneur de choisir une pension proportionnée à sa fortune.

Il est de mon devoir de détruire une allégation

exploitée par la malveillance. On a prétendu que la vallée de Sylvanès est froide et humide, et par suite malsaine. Je regrette de ne pouvoir pas encore prouver, l'hygromètre à la main, combien est fausse cette assertion, j'espère réparer cette lacune l'année prochaine. Mais ce que l'on peut dire, c'est que sur les 429 habitants disséminés dans la commune de Sylvanès, il nous serait facile de citer cinq ou six vieillards ayant actuellement dépassé l'âge de 83 ans, et plusieurs autres portant bravement le poids de leur 70. — Si l'on consulte, du reste, les registres de l'État civil, on verra que les naissances sont en moyenne doubles du chiffre des décès. On ne peut certes pas mettre cette longévité sur le compte des soins hygiéniques dont s'entourent les habitants de ces pays !

Autrefois il était très-difficile de se rendre à Sylvanès, le voyage était long, pénible ; mais aujourd'hui le chemin de fer de Montpellier à Rodez traverse ces contrées. La station la plus rapprochée est celle de Roqueredonde, commune située près de Ceilles (Hérault) ; une distance de 26 kilomètres la sépare de Sylvanès. Un service rapide d'omnibus conduit directement et sans arrêt de cette station à l'établissement.

Avant d'étudier l'action physiologique et thérapeutique d'une eau minérale, il est utile, je crois, de bien connaître : 1° la formation du sol d'où elle jaillit ; 2° la composition et le mode de formation de ses sources. J'ai dû consacrer les deux premiers chapitres à cette étude ; et pour cela, j'ai puisé, *largâ manu*, dans le manuscrit d'un ouvrage encore inédit, que M. Edmond Carrière (1) prépare sur la géologie de la vallée de Sylvanès. Qu'il reçoive ici mes remerciements les plus sincères pour l'obligeance avec laquelle il a rendu ma tâche plus facile. — Après quelques généralités sur la vallée de Camarès, sur ses sources utilisées ou non, sur leur nature et sur leur formation, je rappèlerai aux baigneurs étrangers à ces contrées les lieux de promenade. Il ne faut point oublier, en effet, que l'agrément, l'exercice et les distractions sont des adjuvants fort utiles dans le traitement des maladies chroniques par les eaux minérales. Je ferai rapidement ensuite l'historique des bains de Sylvanès, et nous verrons que leur usage remonte à des temps fort reculés ; nous jetterons, après, un regard d'ensemble sur la vallée et sur l'établissement de Sylvanès. Viendront ensuite les deux plus importants chapitres de l'ouvrage, dans lesquels nous étudierons les actions

(1) M. Edmond Carrière, un des propriétaires de la source minérale de Sylvanès, élève distingué de l'École Centrale de Paris.

physiologique et thérapeutique de ces eaux. Nous verrons dans quels cas elles sont utiles, comment elles agissent ; restera, enfin, à indiquer comment il faut les employer. — Dans le chapitre suivant, nous formulerons le traitement des maladies chroniques par l'association des diverses eaux minérales de Sylvanès, d'Andabre, du Cayla et de Prugnes ; je donnerai les conseils pratiques aux malades qui sont obligés de suivre ce traitement mixte. — Je terminerai par les observations. J'aurais pu en donner un plus grand nombre, mais c'eût été m'exposer à des redites inutiles. Toutes les maladies guéries ou soulagées par les eaux minérales de Sylvanès ne se présentent pas à l'état isolé ; dans les cas de métrite chronique, par exemple, ces inflammations sont souvent compliquées de granulations et d'ulcérations. Devais-je produire, pour ces diverses manifestations, plusieurs observations ? Je ne l'ai pas cru nécessaire. J'ai préféré choisir les plus complètes pour n'être pas obligé d'allonger mon travail outre mesure, pourvu toutefois qu'elles montrassent, d'une manière exacte, dans quel cas et de quelle manière il faut employer ces eaux minérales.

Je n'offre point cet ouvrage aux Praticiens comme le dernier mot de ce qu'on peut dire sur les eaux de Sylvanès, mais je l'offre comme étant tout simplement le fruit de mes observations personnelles dans les cas pathologiques que j'ai eu à traiter auprès de ces thermes, comme médecin consultant.

Montpellier, le 31 mars 1875.

A. PLANCHE.

ÉTUDES

SUR LES EAUX MINÉRALES

DE

SYLVANÈS

CHAPITRE Ier

Etudes géologiques sur le canton de Camarès. — Ses sources minérales utilisées; Andabre, le Cayla et Prugnes. — Nature de ces eaux. — Formation de ces sources. — Sources minérales non utilisées et non captées. — Curiosités et buts de promenade.

Le prolongement de la chaîne des Cévennes, qui sépare les bassins de l'Océan de celui de la Méditerranée, a dû subir, dans la partie qui confine les départements du Tarn, de l'Hérault et de l'Aveyron, des phénomènes géologiques d'une nature spéciale, qui ont donné naissance sur leurs deux versants à plusieurs sources minérales, justement renommées. Dans l'Hérault, versant méridional, coulent les sources minérales d'Avènes et de Lamalou ; dans l'Aveyron, versant nord, nous trouvons les eaux thermales de Sylvanès et les trois sources minérales froides

d'Andabre., de Prugnes et du Cayla. Ces trois dernières, quoique d'une nature et d'une action thérapeutique
essentiellement différentes, étaient autrefois désignées
sous le nom générique d'*eau minérale froide de Camarès*. Sylvanès, séparé à peine par quelques kilomètres, ne forme avec ces dernières qu'une seule
station hydromédicale.

Le canton de Camarès, qui possède toutes ces sources
minérales, peut se diviser en deux zones distinctes,
différant l'une de l'autre par l'aspect, la végétation
et les produits. Celle qui forme la partie sud du canton,
appartient au terrain de transition moyen (Silurien
supérieur probablement) ; le sol se compose d'une
alternance de schistes et de calcaires fortement relevés,
renversés même quelquefois. Toutes les montagnes
sont presque sans plateau et de hauteur très-variable,
leurs pentes sont rapides et abruptes, et se terminent
à des vallées étroites ou à de profonds ravins, dont
la réunion forme le lit du Dourdou, un des affluents du
Tarn.

Grâce à la perméabilité du sol et à la fraîcheur
que donnent de nombreuses sources, le chêne et surtout
le hêtre y croissent abondamment et y forment de magnifiques forêts. Cette partie produit notamment la
truite, la fraise des bois et la truffe noire. — Les sources de Sylvanès coulent dans ce riant pays.

La zone du nord, désignée souvent sous la dénomi-
nation de *terrains rouges de Camarès*, qui comprend
la vallée du Dourdou et l'espèce de plaine mamelonnée
que l'on appelle *plaine d'Andabre*, appartient à la

formation Permienne. C'est par erreur, je crois, qu'on l'a classée jusqu'ici comme appartenant aux grès bigarrés, terrains que l'on ne retrouve que plus loin, sur les pentes de la Loubière, montagne ou long plateau calcaire sous lequel s'enfoncent, au nord, les terrains du Camarès. — Avec l'apparition de ce terrain le pays change subitement de couleur et d'aspect ; toutes les terres se colorent en rouge sous l'influence des oxydes de fer qu'elles contiennent ; les montagnes deviennent moins hautes et moins rapprochées ; les sources disparaissent presque, ce sol compacte et argileux ne produit qu'une végétation maigre et chétive, et si ce n'était l'introduction récente des prairies artificielles, qui a un peu reverdi cette partie de la vallée, on trouverait facilement dans l'expression patoise *Camp a res*, l'étymologie de Camarès. Ces caractères s'accentuent encore davantage dans l'espace découvert appelé *plaine d'Andabre* ; la plus grande partie de cet espace est formé de marnes dures et compactes, qui s'effritent lentement sous l'influence du soleil et des gelées. Le produit de cette érosion, presque toujours emporté par les pluies, forme sur quelques rares points une couche de terre sèche et peu fertile.

Quelques pieds de thym, de serpolet et de genièvre croissent, rares et peu nombreux, dans les minces crevasses qui sillonnent ce sol. — Ce pays à l'aspect si désolé, grâce au parfum des plantes aromatiques, donne une saveur exceptionnelle et très-prisée au gibier. — Tout le monde connaît la réputation des grives et du mouton de Camarès. — C'est dans ces

terrains, à travers les fissures ou crevasses de ces
marnes compactes, que suintent les sources minérales
froides d'Andabre, de Prugnes et du Cayla.

Les eaux minérales de ces divers établissements,
émergeant du terrain rouge de Camarès, appartiennent
par leur formation à un ordre tout différent de celles
de Sylvanès. Quoiqu'elles paraissent monter des profondeurs de la terre, elles n'en proviennent pas comme
ces dernières, et leur débit est infiniment plus faible.

Toutes les trois s'échappent des filons ou cassures
des marnes rouges, remplis de diverses substances
terreuses et minérales qui fournissent à ces eaux les
matériaux de leur minéralisation. Les eaux des terrains
supérieurs s'infiltrent sur ces cassures, les suivent,
se chargent sur leurs parcours de tous les sels solubles
et s'échappent aux points les plus bas du sol pour
former les diverses sources qui nous occupent. — Les
filons qui donnent naissance aux eaux d'Andabre
et à celles de Prugnes, sont presque identiques par
leur forme, leur composition, et sont de la même période géologique, quoique assez éloignés l'un de l'autre
et séparés par celui du Cayla. Ces deux sources ont,
en effet, pour base minérale le bicarbonate de soude,
seulement l'eau d'Andabre en contient trois fois plus
que celle de Prugnes ; en revanche, les eaux de cette
dernière station contiennent beaucoup plus de gaz que
celles d'Andabre, mais l'une et l'autre sont essentiellement alcalines. Les filons qui les produisent sont en
général peu apparents et très-difficiles à suivre dans
leur direction, à cause surtout des terres végétales qui

les recouvrent. Ils se présentent sous la forme de plusieurs petites cassures, d'une couleur différente du sol, et produisent, sur les marnes rouges, des raies blanches ; ils sont remplis par des argiles stéatiteuses, douces au toucher, de couleur blanchâtre avec des taches vertes ou bleues de carbonate de cuivre.

Les filons ou cassures génératrices des eaux du Cayla sont d'une époque et d'un ordre différents des précédentes. L'aspect et l'allure ne sont plus les mêmes, pas plus que les matières qui les remplissent ; aussi l'eau qui s'en échappe n'est plus du tout alcaline, mais essentiellement ferrugineuse. Sur ce point, le sol a été violemment rompu et soulevé sur une grande largeur ; les assises, presque horizontales dans tous les environs, se redressent ici verticalement et se trouvent même renversées sur quelques points. La roche argilo-siliceuse rouge a été modifiée, elle est devenue blanchâtre et a acquis une dureté plus grande par des imprégnations de quartz. Ce fait est si vrai, qu'au-dessus du Cayla on suit une traînée de pierres blanches en saillie, qui émergent de la terre argileuse de la colline et s'étendent à une distance de près de 100 mètres. Ce filon vient se perdre en dessous, à une très-petite distance au delà du ruisseau qui longe l'établissement. — Autant qu'on peut en juger à la simple inspection, on trouve dans la roche qui a formé le remplissage, de la dolomie, des argiles stéatiteuses, du quartz, des oxydes de fer et surtout des pyrites de fer. Ceux-ci se présentent tantôt avec une couleur jaune métallique, tantôt décomposés et transformés sous l'influence de l'air en

sulfate de fer, dont on voit les efflorescences jaunes
verdâtre sur les parois des roches. — Il est probable
que ce sulfate de fer, dissous par l'eau de la pluie et
entraîné sur la dolomie (carbonate de chaux et de
magnésie), la décompose pour former un sulfate de
chaux et de magnésie. L'acide carbonique de la dolomie se porte sur le fer pour former un bicarbonate
soluble, et l'excès de ce gaz se dissout dans l'eau, ou
se dégage en bulles sur la source. Comme la décomposition des pyrites suit une marche régulière et constante, il se produit à peu près continuellement la
même quantité de sulfate de fer, qui, à son tour,
produit la même quantité des autres sels. On peut
admettre également que toute source donne dans une
certaine période de temps à peu près le même volume
d'eau ; il s'ensuit donc que la minéralisation de ces
eaux est à peu près constante. On a cependant remarqué
qu'avec les grandes sécheresses, ces eaux devenaient
plus concentrées, et, comme on dit, plus fortes ; mais ce
sont des variations peu sensibles et de peu de durée.

Ces différentes sources d'eau minérale d'Andabre,
du Cayla et de Prugnes, utiles dans certains cas seules,
rendront, nous le verrons plus tard, de signalés services, associées aux eaux de Sylvanès prises en bains
et en douches. — Le débit de ces sources est si faible,
qu'elles suffisent tout au plus à la boisson. — Andabre, dont le débit est le plus considérable des trois
établissements, donne 40 litres par heure ; ce qui est
bien suffisant pour la boisson pendant la bonne saison
et pour l'exportation pendant le reste de l'année, mais

qui ne ne le serait plus s'il fallait la donner en bain. — On a construit cependant , à côté de la buvette , une fort jolie salle de bains , alimentée par une source dont on n'a pas donné l'analyse chimique. On la chauffe , pour pouvoir, dans certains cas , tempérer par des bains tièdes l'action quelquefois trop excitante de sa source minérale. Au Cayla, on a aussi construit trois cabinets à baignoire , où l'on peut donner quelques bains ; mais le débit de la source est si restreint , qu'il suffit à peine à la boisson pendant la bonne saison et à l'exportation pendant le reste de l'année.

A part ces sources captées et utilisées , il en existe encore d'autres plus ou moins minéralisées et connues seulement par les gens du pays , et sur lesquelles malheureusement on n'a fait aucun travail de recherche , de captage et d'analyse. — Citons d'abord dans les terrains de transition : 1º la source chaude du rocher du Café , éloignée d'environ 200 mètres des bains de Sylvanès, et qui sert de buvette à un grand nombre de baigneurs ; 2º la source ferrugineuse de Roste, dans le même terrain , en face du village de Fayet. Les habitants de ces pays ont cru leur reconnaître une certaine efficacité dans les cas de dyssenterie.

Nous trouvons encore dans la plaine d'Andabre , en plein terrain rouge , d'autres sources minérales , au nombre de trois , et toutes situées au pied du plateau de la Loubière. Le sulfate de chaux , de magnésie , de soude , le chlorure de sodium qu'elles contiennent , en même temps que leur situation dans un terrain qui en est habituellement imprégné, pourraient faire supposer que leur point de départ et le terrain minéralisateur n'est autre que la puissante couche de marnes irrisées que nous voyons sur les flancs de cette montagne. — La première est une source fortement salée (1), récemment découverte au-dessous de Gissac, presque sur les bords de la route départementale. Plus loin, c'est une source essentiellement gazeuse qui sort dans les environs de Gommaric; on en trouve, enfin, une autre aux Pascals, commune de Vabres, eau magnésienne. Cette dernière surtout, si elle était captée, rendrait peut-être de grands services dans les maladies des voies digestives.

Une analyse exacte, faite par l'École des mines, en indiquant leur minéralisation, pourrait servir de point de départ à des essais qui détermineraient leur action spéciale. — Le canton de Camarès est, on le voit, très-riche en sources d'eau minérale. A côté des quatre établissements mis en exploitation, nous trouvons encore plusieurs sources qui n'ont été l'objet d'aucun travail scientifique. Seule, la source salée qui se trouve au pied du château de Gissac, a eu l'année dernière les honneurs d'une analyse faite par l'École des mines. — Il est vraiment regrettable de voir persister plus longtemps l'abandon de toutes ces sources, qui peut-être rendraient de très-grands services à la thérapeutique, si l'on se décidait à entreprendre sur leur composition les études et les travaux nécessaires.

(1) *La Gazette des Eaux* en a donné l'analyse dans un numéro de juillet 1874.

Comme la plupart des baigneurs qui fréquentent ces divers établissements sont souvent étrangers à la contrée, il arrive qu'ils passent souvent dans l'ennui les premiers jours de leur saison, ne sachant où aller se promener ; ils restent alors toute la journée sous les mêmes arbres, et finissent ainsi par trouver le temps très-long. — Pour obvier à cet inconvénient, il est bon de leur indiquer tous les buts de promenade, toutes les curiosités, tous les sujets d'étude que possède la contrée, pour que tout malade, savant ou homme du monde, puisse passer gaiement son temps à Sylvanès. — Les distractions, les promenades ne font-elles pas partie intégrante du traitement et ne viennent-elles pas en aide à l'efficacité des eaux ? — A un kilomètre, tout au plus, des bains de Sylvanès, on trouve l'église romane et les restes de l'ancien monastère des Bernardins, fondés par Pons de Leraze en 1132. On peut voir, dans un très-bon état de conservation, l'ancienne sacristie, la salle capitulaire avec ses jolies voûtes en arc. — A quinze kilomètres de Sylvanès se trouve la célèbre abbaye de femmes de Nonenque, fondée 60 ans environ après celle de Sylvanès. Malgré un incendie qui causa certains dégâts, c'est encore un des monastères de l'époque les mieux conservés.

Les anciennes galeries de mines romaines de Combalière et de Bouquepayrol, ces deux dernières au-delà du village de Fayet, près Promillac. De nombreux débris de briques à rebord que l'on trouve dans les vallées appelées *Maxilliou* et *Fang,* ainsi que quelques restes de maçonnerie, permettent de croire que les colonies qui exploitaient ces mines, avaient établi sur ces points leurs demeures et peut-être aussi leurs fonderies.

Le château de Fayet, ancienne baronnie dépendant du marquisat de Brusque. Ce château, bâti probablement sous le règne d'Henri IV, a appartenu aux d'Armagnac et puis à la famille des ducs de Biron. Il est plus remarquable par sa position heureuse, son site magnifique et son état de conservation que par son ancienneté et son architecture. On y remarque la pierre qui surmonte le puits, sur laquelle sont gravées les armoiries de ses anciens propriétaires. Dans l'intérieur, se trouvent quelques meubles anciens, des vieilles tentures, quelques armes, tels que casques et mousquets à mèche, etc., etc. — Ce château se trouve à trois kilomètres de l'établissement des bains.

Le château de Brusque, ancien château fort dont il ne reste que les ruines, mais offrant une promenade agréable et un fort joli coup d'œil sur la vallée. En dessous on a tenté récemment d'exploiter les mines de sulfure de plomb argentifère; ce premier établissement a été presque abandonné, il ne reste que quelques hangars et l'ouverture béante de plusieurs galeries. — Ce château est à sept kilomètres de Sylvanès.

Avant d'arriver à Brusque, l'on voit les magnifiques sources de Saint-Martin. Cette eau, après avoir formé les ravins du bois de Melagues, se perd dans les crevasses des roches calcaires et, après un parcours souterrain de plusieurs kilomètres, vient jaillir sur les bords du Dourdou. Les grottes que l'on voit en face sont dues à l'érosion par ces eaux. Au delà de Brusque, en remontant la vallée, on trouve encore les sources de Séras, ainsi que les sites les plus pittoresques, formés tantôt par l'escarpement et l'aridité sauvage des montagnes, tantôt par les masses verdoyantes de la forêt de Saint-Thomas.

Dans la commune de Montagnol, à Cénomes, on peut facilement visiter les caves analogues à celles de Roquefort pour la fabrication du fromage, que l'on peut suivre jusqu'à sa préparation complète. Ces caves ont été bâties à l'entrée d'anciennes mines, exploitées probablement durant l'occupation romaine. Les étymologistes font dériver *Cénomes* de *centum homines*.

Le château de Gissac, que l'on aperçoit au-dessus d'Andabre, en venant de Camarès, n'est pas très-ancien ; son escalier est digne d'être vu, ainsi que quelques meubles anciens. Le panorama de la vallée du Dourdou, près du jardin, est des plus magnifiques. Ce château n'est qu'à trois kilomètres de Sylvanès.

Les mines et usine à plâtre de la Grange, dans la commune de Gissac, sont très-intéressantes à visiter. On peut voir dans les galeries les puissantes couches de plâtre blanc, semblables à un énorme bloc de sucre.

Les machines à broyer le plâtre sont conduites par une turbine placée dans un puits, une chute d'eau de 26 mètres la fait mouvoir.

Camarès, remarquable par sa position, son château, ses vieilles portes, son pont en accent circonflexe, qui a fait ajouter à son nom le mot de *Pont,* pour en faire le Pont de Camarès et même le Pont, tout court, chez les habitants de la contrée. On y remarque encore une église nouvellement bâtie et des filatures pour les draps de troupe.

Je ne parlerai point des promenades dans les bois de Sylvanès, ni des ascensions sur les montagnes avoisinantes ; les baigneurs les voient devant eux tous les jours et peuvent par conséquent se passer d'indicateur. Je mentionnerai toutefois, comme but de courses plus longues, Saint-Affrique et Roquefort, si renommé pour ses caves à fromages.

CHAPITRE II

Historique de Sylvanès. — Auteurs qui ont écrit sur ses eaux. — Avenir de Sylvanès. — Description de la Vallée de Sylvanès. — Nature du sol. — Formation de ces eaux minérales. — Caractères physiques. — Température. — Analyse. — Débit.

L'époque de la découverte des eaux de Sylvanès est inconnue. Une urne romaine trouvée près de l'une des sources, ainsi que de nombreux débris de briques à rebord, permettent de croire que ces eaux étaient connues et utilisées pendant la période de l'occupation romaine. Tout, dans les environs, dénote que cette occupation n'a pas été passagère, mais qu'elle a été permanente et de longue durée : l'étendue des anciennes galeries le prouve. Partout nous reconnaissons des dénominations latines aux endroits qui contiennent d'anciens vestiges. Sans compter Sylvanès, que l'on fait dériver de *Sylva nigra*, nous trouvons le pic de Rostre, du latin *rostrum*, bec ou tribune, forme que présente en effet le rocher qui le domine ; Maxiliou, de *Maxilius*, nom de quelque chef probablement ; le Fang, dérivant de *Fangus* ou *Fagus*, dont on a fait Fayet, etc., etc. Sur ces différents points on a trouvé quelques anciens restes de maçonnerie, plusieurs tombes gallo-romaines, une statuette en bronze, quelques débris de plomb, et enfin des poteries et des briques à rebord semblables à celles trouvées sur les sources de Sylvanès. Cette analogie des débris et l'habitude des Romains d'utiliser pour leurs thermes toutes les sources chaudes qu'ils trouvaient, permettent de conclure, sans crainte d'erreur, qu'ils durent en faire de fréquents usages. Dès l'origine, ces eaux peut-être, employées comme simples bains de propreté, produisirent-elles quelque cure frappante qui dut servir de point de départ à leur emploi contre certaines affections.

Quoi qu'il en soit, perdues au milieu des bois et des montagnes, éloignées de tout centre populeux, elles durent longtemps servir aux populations environnantes, sans que leur rôle modeste leur permît d'acquérir de longtemps encore une grande célébrité. Ce n'est qu'au commencement du XIIe siècle qu'un document historique les mentionna, et, à partir de ce moment, leur histoire va se confondre avec celle de l'abbaye de Sylvanès, à laquelle elles furent données.

En 1132, Pons de Léraze, riche et puissant seigneur des environs de Lodève, célèbre d'abord par ses brigandages et ensuite par sa conversion et sa pénitence exemplaires, voulut travailler à son salut dans un lieu de retraite. Il convertit plusieurs de ses compagnons et se retira à Sylvanès, ainsi nommé à cause de ses bois. Ils transformèrent alors le nom de *Sylvanès* en celui de *Salvanès*, le faisant dériver de *Salva nos*, pour montrer que cet endroit devait être pour eux un lieu de salut. Arnault, seigneur du Pont, leur donna les terres et le caravensérail de Notre-Dame du Théron, espèce d'hôtellerie qui servait à loger, pendant la belle saison, les étrangers accourus pour faire usage de ces eaux minérales. Les fondations de ces bâtiments furent mises à nu et détruites, en 1847, dans la terre qui se trouve en haut de la prairie, sur la rive droite du ruisseau du Cabot, en face de la fontaine qui porte le nom de *Fontaine Théron*. Les premiers religieux, troublés, chaque été, dans leur recueillement par la présence des baigneurs, construisirent leur couvent à une portée d'arbalète (*ad jactum balestræ*), c'est-à-dire au point où s'élève actuellement l'église de Sylvanès. On voit encore les restes du cloître. Ces faits sont tirés d'une histoire que fit, sur l'ordre de son supérieur, un moine du nom de *Hugues*, contemporain de Pons de Léraze.

Ce vieux document se trouve à la bibliothèque nationale et a servi à l'abbé Bousquet, curé de Buseins, pour écrire une histoire de l'abbaye de Sylvanès.

A partir de ce moment, ces sources minérales, devenues la propriété du monastère, durent à la juste célébrité de ce dernier l'avantage de faire connaître leurs propriétés bienfaisantes et leur efficacité incontestable. Leur isolement et la difficulté de leur accès limitèrent pendant longtemps le nombre des malades; mais au fur et à mesure que les routes sont construites et améliorées, le nombre des baigneurs a été constamment en progressant. Ce ne sont pas certainement les articles de journaux ni les différents modes de réclame, employés de nos jours sur une si vaste échelle, qui ont pu maintenir intacte pendant si longtemps la réputation de Sylvanès. Il y a bien peu de sources minérales en France sur lesquelles on ait si peu écrit et pour lesquelles on ait fait si peu de publicité ; aussi voyons-nous ces eaux très-peu connues, même parmi les praticiens les plus recommandables. Les guérisons, quelquefois surprenantes qu'on a obtenues de ces thermes ; ont seules suffi pour amener ce progrès lent, mais continu.

Il n'existe, en effet, que peu d'écrits sur Sylvanès, et plusieurs inspecteurs se sont succédé sans publier le résultat de leurs observations. Le baron Alibert lui consacre à peine quelques lignes. Les Mémoires de Malrieu, sur ces eaux, sont très-rares et presque introuvables. Caucanas, venu après lui, n'a fait que copier son prédécesseur, en noyant dans un flot de théories surannées tout ce qu'il y avait de judicieux dans le livre de Malrieu. C'est plutôt un rhéteur, comme dit M. le Dr Bernard Lavergne, « qui se mire dans ses périodes, et qui écrit beaucoup plus pour sa propre gloire, au risque de manquer le but, que pour donner d'utiles enseignements. » M. l'Inspecteur actuel, qui a pu recueillir de très-nombreuses et très-concluantes observations, n'a point encore fait paraître son ouvrage, annoncé cependant depuis longtemps. M. le Dr Lavergne a publié dans la *Revue médicale*, de Castres, un article dans lequel il donne d'excellents conseils sur l'usage de ces eaux et sur leur application. Malheureusement ce travail est resté incomplet, faute d'observations confirmant les vues théoriques de l'auteur. Les annuaires, les livres, les journaux spéciaux ne mentionnent Sylvanès que pour mémoire, et se contentent de dire : « Joli village, à 15 kilomètres de St-Affrique, eaux ferrugineuses. » Malheureusement il n'y a pas de village du tout, et les eaux ne sont pas essentiellement ferrugineuses.

Les divers livres qui s'occupent des eaux minérales, placent les sources de Sylvanès, d'Andabre, de Prugnes et du Cayla, toutes dans la même classe ; elles sont pour eux des eaux ferrugineuses purement et simplement. Nous verrons plus loin que si ces eaux ont des points de contact, elles présentent également de bien grandes différences entre elles.

Le chemin de Fer du Midi, en facilitant l'accès des stations balnéaires des Pyrénées, surtout d'Ussat, dont les eaux présentent une certaine analogie d'action avec celles de Sylvanès, avait détourné un certain nombre de malades vers ces contrées plus favorisées. Il en sera de même pour le canton de Camarès, dans un avenir peu éloigné.

La ligne ferrée de Rodez à Montpellier traverse aujourd'hui tous ces pays, et Sylvanès, ayant recouvré l'avantage des distances, deviendra bientôt la station d'été des départements méridionaux. Les malades des départements de l'Hérault, de l'Aude, du Tarn, etc., pourront aller respirer l'air pur et frais de la vallée de Sylvanès, et fuir ainsi les chaleurs accablantes que l'on subit dans les mois de juin, juillet, août, dans ces divers départements. Sylvanès du reste suit également les voies du progrès : des améliorations dans les locaux, dans le captage des sources, dans les appareils balnéothérapiques se font graduellement, d'autres sont à l'étude. Nous verrons, plus loin, combien est heureux pour la station de Sylvanès, le voisinage des autres sources minérales d'Andabre, de Prugnes et du Cayla; de quelle utilité est l'association de ces diverses eaux dans certains cas.

Les sources de Sylvanès jaillissent sur plusieurs points d'une prairie de douze hectares, qui occupe tout le fond de la vallée qu'arrose le ruisseau du Cabot. Le vallon s'ouvre dans la direction du nord-est au sud-ouest : en haut l'on aperçoit l'église et les restes de l'abbaye, au pied d'une montagne de peu d'élévation; du côté opposé, la vue trouve une échappée lointaine dans les gorges du Dourdou; les deux autres côtés sont bornés par des montages boisées, qui tempèrent les ardeurs du soleil, et procurent durant l'été une température fraîche et égale.

Le nord est fermé par une série de mamelons boisés, appartenant au terrain rouge de Camarès, tandis que tout le fond de la vallée et toutes les montagnes du côté sud appartiennent au terrain de transition; celles-ci sont formées d'une alternance de couches de schistes micacés ou talqueux et de couches calcaires se dirigeant du levant au couchant, coupant obliquement la vallée. Toutes ces couches sont fortement relevées et plongent vers le nord, sous un angle moyen de 75 degrés avec l'horizontale. Sur une épaisseur de moins de 1 kilomètre, il y a 4 couches calcaires successives. C'est sur la seconde de ces couches, qui est la plus puissante de toutes et qui atteint une épaisseur de 100 à 130 mètres, que sortent toutes les sources chaudes de Sylvanès. Elles montent presque verticalement à tra-

vers une série de crevasses ou cassures, qui coupent
le calcaire d'après une ligne perpendiculaire et qui
s'enfoncent dans le sol, dans la direction du levant,
en suivant au reste les allures de tous les filons de la
contrée. Ces eaux s'élèvent lentement, avec une force
ascensionnelle assez faible, en laissant continuellement
dégager de nombreuses bulles de gaz.

Pour expliquer la minéralisation et la chaleur de ces
sources, ce qui est pour certains un sujet de supposi-
tions bizarres, et pour d'autres malveillantes, telles
que le chauffage clandestin par des chaudières cachées,
ou bien le voisinage de volcans en feu souterrains, il
faut signaler quelques phénomènes géologiques qui
ont travaillé ces terrains. Entre cette couche calcaire
et tout près de la troisième, s'étend, sur une étendue
de plus de 7 kilomètres et parallèlement à la stratifi-
cation, un filon de porphyre quartzifère ; cette roche,
lors de sa sortie à l'état de fusion, s'est introduite en
dessous comme un coin gigantesque, qui a déterminé
sur les terrains voisins une série de cassures perpen-
diculaires à sa direction. Des émanations métalliques
à l'état de vapeur, ou bien portées par l'eau, sont venues
se déposer dans quelques cassures qui ont été trans-
formées en filons métallifères. Tous ces filons, que l'on
voit assez nombreux sur la montagne des Comtes et du
pic de Roste, s'enfoncent sous le sol dans le sens du
couchant au levant, et viennent par conséquent passer
à mille mètres environ au-dessous des sources de
Sylvanès. Il est bon de remarquer que l'analyse a
constaté dans un de ces filons (celui de Ramondedieu)

presque toutes les substances contenues dans les eaux qui nous occupent. Signalons encore contre ce porphyre une couche de plombagine, qui pourrait bien jouer un rôle dans la formation des bicarbonates de fer et de l'acide carbonique. — L'expérience nous a enseigné que la température croît d'une manière progressive à mesure qu'on s'enfonce dans le sol. Cette augmentation est, en moyenne, de 1° pour chaque 33 mètres de profondeur. Ainsi la température étant de 10 degrés à 1 mètre du sol, elle sera de 11 degrés à 34 mètres et de 12 degrés à 67, ainsi de suite ; c'est ce que l'on constate dans les puits de mine, et ce que prouvent les eaux chaudes des puits artésiens, forés à de grandes profondeurs. — Il est donc probable que, grâce à la perméabilité de la couche calcaire, due aux nombreuses cassures déjà indiquées, les eaux pluviales ou des sources, s'infiltrant jusqu'à de très-grandes profondeurs, s'échauffent progressivement en descendant jusqu'à mille mètres environ, où elles rencontrent quelques filons qu'elles lavent, en dissolvant sur leur passage tout ce qui est soluble à cette température et avec une pression de cent atmosphères qu'elles supportent. Minéralisées et chauffées, elles remontent à la surface, en parcourant un immense siphon.

La marche ascendante se trouve déterminée peut-être par la différence du niveau du point d'infiltration et du point d'émergence, ou bien par les bulles gazeuses qui remontent sans cesse, ou bien enfin par la différence de densité des deux colonnes d'eau ; celle qui descend étant plus froide et par suite plus pesante que celle qui remonte. — On peut encore expliquer ce phénomène par l'hypothèse que ces sources seraient la continuation affaiblie du phénomène qui a donné lieu aux divers filons de la contrée. Cette supposition est infiniment moins probable que la précédente, pour une foule de raisons qu'il serait trop long d'énumérer ici.

Les eaux thermales de Sylvanès sont parfaitement limpides au moment de leur émergence. Au bout d'un certain temps, elles deviennent laiteuses, elles se remplissent ensuite de légers flocons jaunâtres et se recouvrent enfin d'une pellicule irisée. Elles ont une saveur légèrement styptique et salée, elles sont douces au toucher, colorent le papier de tournesol d'abord en rouge faible, sous l'influence de l'acide carbonique, et le ramènent ensuite au bleu, lorsque le gaz s'est dégagé.

La température de ces eaux varie avec la source; ainsi, par exemple, elle est de 36° à la source des Moines, de 34° à la source dite des *Petites-Eaux* et enfin de 31°,5 à la source Carrière. Cette température, on le voit, est on ne peut plus favorable pour les bains. — Plus élevée, il faudrait laisser refroidir l'eau, qui par le refroidissement et l'évaporation perdrait de ses propriétés thérapeutiques, par suite de nouvelles combinaisons qui pourraient s'ensuivre; plus basse, il faudrait la chauffer, et les mêmes inconvénients se reproduiraient.

La première analyse fut faite en 1775, par Malrieu, Venèles et Chaptal; en 1801, Virenque, professeur à la Faculté de Médecine de Montpellier, les analysa à son tour; en 1825, M. Bérard, professeur de chimie à la même Faculté, en fit une nouvelle analyse. Enfin, M. Cauvy, professeur à l'École de Pharmacie de la même ville, après s'être transporté sur les lieux et avoir procédé à une série d'expériences sur les sources mêmes, donna en 1848 l'analyse suivante, qui diffère très-peu de celle de l'École des Mines, faite quelques années plus tard. Nous préférons nous en tenir à celle de M. Cauvy plutôt qu'à celle de l'École des Mines, qui a opéré sur de l'eau restée longtemps en bouteille.

ANALYSE

faite en 1848, par M. Cauvy, professeur à l'École de Pharmacie de Montpellier.

	SOURCE DES PETITES-EAUX.	SOURCE CARRIÈRE.
Silice en partie combinée avec de la chaux et de la magnésie....	0,0476	0,0698
Chaux.	0,1281	0,1371
Magnésie....................	0,0434	0,0444
Oxyde de sodium............	0,0333	0,0333
Sodium	0,1052	0,0979
Arsénic combiné à la magnésie surtout et à une petite quantité de fer.	0,0161	0,0161
Chlore.....................	0,1620	0,1512
Acide sulfurique............	0,0440	0,0436
— carbonique des carbonates.	0,1605	0,1643
Oxyde de fer, chaux, magnésie, mêlés	0,0181	0,0141
Matières organiques..........	traces	traces
	0,7583	0,7718

Elles contiennent encore par litre, en gaz acide carbonique libre ou combiné aux carbonates calcaires,

magnésiens ou ferreux, 0 gr. 2218, ou en volume
120^{cc} acide carbonique et 16^{cc} air contenant 25 %
d'oxygène. Les dépôts ocreux ont donné pour 100 gr.
de dépôt sec 1 gr. 570 d'acide arsénieux. M. Cauvy
s'étonne, avec juste raison, de la présence de l'oxygène
dans le gaz des sources, en présence de l'abondance
des dépôts ocreux qui se rencontrent au fond des
réservoirs. Ce chimiste pense que les arsénites de fer
et de magnésie sont à l'état de suspension dans les
eaux de Sylvanès, parce que cette substance est inso-
luble dans nos laboratoires. La parfaite limpidité de
ces eaux et l'absence de tout dépôt sur le papier à
filtre, en opérant dès son émergence, prouvent cependant que ces arsénites sont à l'état de dissolution. —
Il est probable qu'à la profondeur de mille mètres,
sous l'influence de la pression énorme qu'elles supportent, leur pouvoir dissolvant se trouve suffisamment
accru, pour dissoudre des substances insolubles sous
la pression d'une seule atmosphère.

Quant à la source des Moines, les substances qui la
minéralisent sont les mêmes que celles des autres
sources, la quantité seule est moindre. — L'analyse
de l'École des Mines le constate du moins pour les
substances solubles dans les conditions ordinaires. —
Quant aux minéraux solubles dans un excès d'acide
carbonique ou sous l'influence d'une forte pression,
l'École des Mines diffère avec l'éminent professeur de
Montpellier ; l'eau minérale de cette source ne con-
tiendrait ni fer ni arsenic. Cette différence dans les
recherches provient de ce que l'arsénite de fer et de

magnésie se sont déposés sur les parois des bouteilles
qui ont servi au transport de l'eau, et ce dépôt ne s'est
point détaché lors du rinçage du récipient — Le même
fait se produisit également lorsque M. Cauvy fit l'analyse de ces eaux transportées à Montpellier ; il n'en
fut plus de même lorsque ce chimiste distingué fit l'analyse sur la source elle-même. — D'après l'École des
Mines, les dépôts de la source des Moines contiennent 23,50 % de fer et des traces très-notables
d'arsenic ; donc, les eaux qui forment ces dépôts doivent
bien contenir ces substances médicamenteuses. — Il
résulte de cette discussion que l'eau de cette source
est moins arsenicale que celle de la source dite des
Petites-Eaux. — Ne serait-ce pas là la cause de son
action moins sédative, moins régulatrice du système
nerveux que nous lui reconnaîtrons plus tard ? Faut-il
attribuer cette différence d'action entre ces deux sources
à la différence de température ? Elle est trop minime
pour être la seule cause de cette différence d'action
thérapeutique.

M. Bérard, ayant trouvé de l'acide sulfhydrique,
les eaux de Sylvanès furent considérées pendant
longtemps comme sulfureuses. M. Bazin (1) les place
encore aujourd'hui dans la classe des eaux sulfureuses
et ferrugineuses. Cette erreur s'explique facilement
par la décomposition des sulfates, qui se trouvent

(1) M. BAZIN. — *Leçons sur le traitement des maladies chroniques en général et des affections de la peau traitées par les eaux
minérales*, p. 118.

ramenés à l'état de sulfure, sous l'influence des matières organiques ou glairine qu'elles contiennent. M. le professeur Bérard, au lieu d'opérer sur l'eau courante, avait opéré sur celle qui avait séjourné dans les bassins pendant un temps plus ou moins long. On sent, en effet, une forte odeur d'œuf couvé, toutes les fois que l'on fouille les terrains imprégnés de ces eaux, ou bien lorsqu'on les laisse séjourner pendant quelque temps dans un endroit fermé. De même que plusieurs sources ne sont sulfureuses qu'accidentellement, par la décomposition des sulfates sous l'influence des matières organiques, comme celles d'Enghien; de même pourrait-on créer à Sylvanès des eaux analogues, en introduisant sur une de ses sources des copeaux ou de la sciure de bois de sapin. Il est à présumer qu'on obtiendrait alors, dans plusieurs maladies des voies respiratoires, des effets analogues à ceux que produisent les eaux accidentellement sulfureuses. — En creusant des puits artésiens sur les bords de la mer, près du Havre, le même phénomène ne s'est-il pas produit? Sous l'influence des tourbes que l'on a rencontrées à une certaine profondeur, les sulfates de l'eau de mer sont ramenés à l'état de sulfure, d'où le dégagement de l'hydrogène sulfuré, qui donne à l'eau qui jaillit du puits les caractères physiques d'une eau sulfureuse. — Ne pourrait-on pas expliquer de la même manière le phénomène qui vient de se montrer au puits artésien creusé sur le bord de la mer, à Palavas, commune située à 11 kilomètres de Montpellier?

Le débit des sources de Sylvanès est assez considérable pour fournir à la consommation journalière, soit en bain de baignoire, douches, buvettes et piscines. — On pourrait, si on le voulait, faire des piscines à eau courante.

1° La source dite des *Petites-Eaux* donne 10 litres à la minute, soit 14,400 litres par jour ;

2° La source des Moines en donne 19 litres à la minute, soit 27,360 litres dans les 24 heures ;

3° La source Carrière en donne 25 litres à la minute, soit 36,000 litres par jour.

Ce débit, qui représente un débit total de 77,760 litres d'eau minérale dans les 24 heures, quelque considérable qu'il soit, pourrait facilement être augmenté à la suite de certains travaux que MM. les Propriétaires ont l'intention d'exécuter plus tard.

Nous avons pris le débit de chacune des sources aux robinets des réservoirs destinés à alimenter les piscines, après avoir donné à ces derniers le temps de se vider ; mais ce débit est presque double aux points où les pompes puisent dans les sources. — Les eaux de Sylvanès ne peuvent être utilisées que sur place : d'abord à cause de la perte de leur chaleur, ensuite parce que les bicarbonates de fer, de chaux et de magnésie ne restent solubles que sous l'influence d'un excès d'acide carbonique. On pourrait bien obvier à cette cause de décomposition, en refoulant, au moyen d'un appareil, les gaz dans le liquide, mais pourrait-on pratiquement obtenir la pression de cent atmosphères ? C'est cette pression qui rend solubles les arsénites de fer et de magnésie. Ces eaux ne supportent donc pas l'exportation sans être modifiées, c'est pour cela qu'on vient généralement les prendre sur place.

On cite cependant quelques cas où, expédiées en bouteille, elles ont produit d'heureux effets, mais ces résultats s'expliquent par la présence des autres substances médicamenteuses toujours solubles et qui étaient appropriées aux maladies à traiter ; c'était surtout contre des diarrhées chroniques et les engorgements hépatiques.

CHAPITRE III.

Description de l'établissement de Sylvanès. — Moyens balnéothérapiques employés. — Boisson. — Bains. — Douches. — Piscines. —
Desiderata : Piscines à eau courante. — Gymnase. — Hydrothérapie.

Toutes les constructions de l'établissement de Sylvanès se dressent au fond d'une grande prairie, qui
s'étend à plus d'un kilomètre et qui occupe presque
tout le vallon. — Le ruisseau du Cabot la borne d'un
côté, le chemin qui mène à l'ancienne abbaye de l'autre, et elle se termine à la route départementale
N° 10, de Figeac à Lodève. Cette route traverse le
vallon tout près des bains. — L'établissement thermal se trouve complètement isolé de tout centre de
population; il a fallu, à cause de cet isolement, pour-
voir au logement et à la nourriture des baigneurs.
On a construit l'hôtel sur les sources mêmes, ce qui a
le grand avantage, malgré quelques inconvénients, de
ne laisser jamais les malades, à la sortie du bain,
exposés aux intempéries du dehors.

De quelque côté qu'on arrive, on passe à côté de la
chapelle privée destinée aux services religieux des
baigneurs ; on s'engage ensuite sous une grande et
magnifique allée de marronniers séculaires, qui a
80 mètres de long, et est bordée de chaque côté d'une
rangée de platanes. Vers le fond, à gauche, se dresse
la fontaine en forme de colonne surmontée d'une vas-

que et d'une urne, qu'alimente, au moyen d'un long conduit souterrain, la source d'eau ordinaire du Théron. — Cette eau est très-abondante, d'une fraîcheur de 10 degrés environ ; elle pourrait servir à l'alimentation d'appareils hydrothérapiques. — Pourquoi ne ferait-on pas construire, là même, un kiosque pareil à celui qui est en face et qui sert de café, et n'y établirait-on pas des douches froides ? — N'oublions pas que parmi les baigneurs qui se rendent à Sylvanès, à Andabre et au Cayla, beaucoup y vont pour combattre la chlorose, l'anémie, et certains troubles des fonctions digestives. N'oublions pas que l'hydrothérapie est un moyen héroïque contre ces diverses maladies. — Espérons que, dans un avenir peu éloigné, MM. les Propriétaires se laisseront convaincre de l'utilité de ces nouveaux moyens balnéothérapiques, qui aideraient dans certains cas l'action tonique et reconstituante des eaux de Sylvanès. — On pourrait alors faire un traitement mixte. L'eau est en grande abondance, elle ne manquerait pas ; sa température est à peu près uniforme et varie entre 10 et 12° ; la colonne de liquide s'élève environ de 7 à 8 mètres. — La pression est donc bien suffisante.

De la salle de café part, en équerre sur la première, une allée complantée de tilleuls, qui aboutit à un corps de bâtiment où se trouve la poste et la source dite *Carrière*. — A l'extrémité de la grande allée de marronniers, on arrive à la façade du grand établissement, composée d'un seul étage et terminée à ses deux extrémités par deux pavillons plus élevés et recouverts en ardoise. — Deux ailes se détachent en arrière des deux extrémités de la façade principale : celle de droite finit au ruisseau ; celle de gauche le franchit sur un pont couvert à la hauteur du premier étage, puis se retourne en équerre sur la gauche, en remontant le ruisseau, et se termine par un bâtiment à quatre étages. C'est dans ces dernières constructions que se trouve la source des Petites-Eaux.

En pénétrant par la porte principale, on est dans un vaste vestibule, où se trouvent les bureaux et le grand escalier qui conduit à l'étage supérieur. Sous le sol, à trois mètres de profondeur, jaillit la source des Moines, la plus anciennement connue ; le bassin de réception construit sur la source même, occupe la majeure partie de cet espace. — En avançant, on arrive à un couloir central qui règne dans le sens de la longueur et dessert tous les locaux du rez-de-chaussée ; c'est du reste la disposition générale de toutes ces constructions.

Dans la partie de droite de ce couloir, se trouvent, du côté de l'avenue, sept cabinets de bains avec dix baignoires, alimentées par une pompe qui puise dans la source des Moines. Le nombre des cabinets n'est pas suffisant ; mais il y a assez d'espace pour en augmenter considérablement le nombre, ce que feront bien certainement les propriétaires, en voyant augmenter le nombre des baigneurs. En face, en donnant sur la cour, au pied d'un court escalier, nous trouvons les deux piscines dites *des Moines*. Ces deux piscines ne sont pas construites dans le goût moderne, elles sont basses, mal éclairées ; ce sont plutôt des étuves que

de vraies piscines. — On les a religieusement con-
servées, comme ayant fait la vieille réputation de Sylvanès, et l'on a eu peur que des travaux exécutés
aussi près de la source ne lui portassent préjudice.

Dans la partie gauche du couloir se trouvent la cuisine
avec ses dépendances, prenant jour dans la cour inté-
rieure ; la salle à manger de la seconde table, dont les
croisées s'ouvrent sur la façade, et à l'extrémité, dans
le bâtiment qui traverse le ruisseau, la grande salle
à manger de la première table et quelques cabinets
destinés aux baigneurs qui vivent en famille.

Au premier étage, les chambres s'échelonnent le
long des corridors qui règnent d'un bout à l'autre. A
l'extrémité de l'aile droite se trouve l'escalier qui mène
à l'étage supérieur de cette portion du bâtiment. Le
bureau du télégraphe électrique se trouve sur le palier
du grand escalier ; le grand salon de réunion occupe
le dessus de la salle à manger, et presqu'en face de
l'escalier, se trouve un petit salon pour les réunions
particulières. En poursuivant sa marche à gauche du
grand escalier, on traverse le pont, et l'on s'engage
dans un bâtiment supporté par des colonnes. Avant
d'arriver à l'extrémité de ce corridor, on rencontre un
nouvel escalier, qui conduit aux cabinets de bains de la
source des Petites-Eaux. La disposition de ces cabinets
a été malheureuse : groupés au centre en se tournant,
pour ainsi dire, le dos, ils ne reçoivent le jour que de
seconde main, en le prenant dans les couloirs qui les
entourent. Nous trouvons sept cabinets contenant
douze baignoires alimentées par une pompe aspirant

l'eau directement de la source dite *des Petites-Eaux*.
Après avoir descendu quelques marches de ce même
escalier, on trouve l'entrée de la salle des douches.
Quatre portes aboutissent à un palier, les deux laté-
rales donnent accès aux cabinets de douches ascendantes, celles de face aboutissent à deux salles d'attente
où se déshabillent les malades ; ces deux cabinets com-
muniquent chacun par une porte avec la salle des douches. — Cette salle est toute neuve de l'année dernière, elle est munie d'un plancher à claire-voie, d'une
tribune pour le doucheur et de tous les appareils fixes
et mobiles pour toute espèce de douches. — Revenant à l'escalier et achevant de descendre, la première porte que nous rencontrons nous conduit à la
pompe rotative des douches et aux quatre piscines de
la source des Petites-Eaux. Nous ferons à ces piscines
les mêmes reproches qu'à celles de la source des
Moines. On aboutit enfin à la buvette de la même
source.

Le bâtiment principal de l'établissement contient
104 chambres, dont un grand nombre à deux lits. Dans
ce chiffre ne sont point comprises les pièces du rez-de-
chaussée, qui servent aux employés, aux baigneurs
indigents, ni les chambres situées dans la maison Carrière. On ne les utilise pas plus que la source qui s'y
trouve. Il est vraiment regrettable que cette source, la
plus abondante de toutes, soit complétement perdue,
parce quelle est à quelques mètres en dehors du grand
établissement. Ne pourrait-on pas, pour les malades
qui feraient usage de ces eaux, avoir des chaises à

porteur qui prendraient les baigneurs dans les cabinets de bains pour les déposer dans leur lit ? Cette source par sa grande abondance pourrait servir à l'alimentation de vraies piscines, construites à la moderne ; on pourrait également ajouter au-dessus de ces piscines des appareils de gymnastique. La température de ces eaux, qui est de 31°,5, est surtout indiquée aux personnes chlorotiques, anémiques ; elles doivent être ordonnées comme toniques, reconstituantes, et l'on sait combien sont utiles dans ces cas les bains de piscines, dans lesquelles les malades peuvent nager et faire de l'exercice.

On peut dire, en résumé, que l'établissement de Sylvanès peut loger deux cents baigneurs à la fois, un grand nombre d'autres peuvent se loger dans les établissements voisins d'Andabre et du Cayla. Tous les jours, des omnibus appartenant à chacun de ces établissements font le service entre ces différentes sources minérales, et les baigneurs peuvent ainsi venir prendre tous les jours leur bain à Sylvanès.

Les eaux minérales s'administrent, à Sylvanès, en boisson, en bains de baignoire, en bains de piscine et en douches, suivant les indications.

Boisson. — Il y a dans l'établissement deux buvettes, l'une alimentée par le bassin de captage, que nous avons vu être situé sur la source même des Moines, dans le corridor qui conduit aux cabinets de bains alimentés par cette source. La température de cette eau est de 36° centigrades. Les malades peuvent facilement s'en faire servir un verre pendant qu'ils sont dans leur bain, sans craindre qu'un long trajet leur fasse perdre par le refroidissement leurs propriétés physiques et chimiques. Ils sont obligés de passer devant elle pour monter l'escalier qui les conduit dans leur chambre, ils peuvent donc en prendre un second verre en sortant du bain, sans craindre de s'exposer à aucun refroidissement.

L'autre buvette se trouve dans le bâtiment nord de l'établissement, sous les colonnes ; c'est la buvette de la source dite des *Petites-Eaux*. Sa température est de 34° centigrades ; elle est, comme nous le verrons plus loin, plus sédative que la précédente ; elle est aussi très-rapprochée des cabinets des bains alimentés par la même source. Les malades peuvent également sans crainte s'en faire servir un verre pendant qu'ils sont dans l'eau, et en prendre un second verre en sortant du bain, sans s'exposer aux intempéries du dehors.

En étudiant la spécialisation de ces deux sources minérales aux diverses maladies que l'on envoie traiter à Sylvanès, nous verrons de quels abus est entouré l'usage de ces eaux, et nous donnerons en même temps les conseils que nous croyons utiles de suivre dans tel ou tel cas.

Les bains se donnent dans des baignoires, dans l'une et l'autre partie de l'établissement, il n'y a rien de particulier à indiquer. Nous verrons plus loin combien il faut être prudent dans l'usage de telle ou telle source, combien de temps il faut rester dans le bain ; nous renvoyons donc le lecteur au chapitre VI.

Les piscines à Sylvanès, sont de toutes petites pièces à voûte basse, pouvant contenir de 10 à 12 personnes ; on y arrive en descendant 4 ou 5 marches, les malades sont assis sur le sol le long du mur ; ces salles sont peu éclairées et peu aérées. Leur aspect est triste et sombre, elles n'en n'ont pas moins rendu de très-grands services ; les malades sont plongés dans un bain d'eau minérale, en même temps qu'ils respirent dans une atmosphère imprégnée de vapeurs saturées de principes minéralisateurs. Ce sont des piscines-étuves fort utiles dans les cas d'affection de l'appareil respiratoire. — Il manque, à Sylvanès, des piscines construites à la moderne, consistant en un grand bassin entouré de gradins servant d'escalier, et sur lesquels les malades pourraient s'asseoir. Le volume d'eau des différentes sources de Sylvanès ne s'opposerait pas à la construction de ces piscines, dans lesquelles les malades pourraient nager. On pourrait en construire qui contiendraient de 15 à 20 personnes. La source Carrière donne 25 litres à la minute, soit 1500 à l'heure. Ne pourrait-on pas avec ce débit avoir une ou deux piscines dont l'eau se renouvellerait constamment au moins en partie ? L'espace ne manquerait certainement pas pour ajouter à ces bassins des appareils de gymnase, qui, dans certains cas, peuvent rendre de très-grands services. Les anciennes piscines serviraient de piscines et de salles d'inhalation, après avoir subi quelques réparations, et pourraient être utilisées dans les cas de catarrhe bronchique et pulmonaire. Les nouvelles seraient indiquées dans d'autres cas, les malades pourraient y séjourner plus longtemps et se livreraient avec profit à l'exercice du gymnase et de la natation. Ces piscines ressembleraient alors à celles si renommées de Luchon, d'Amélie-les-Bains, de Royat et d'Aix en Savoie.

Les eaux de Sylvanès sont enfin administrées sous forme de douches. — On vient de construire une salle dans laquelle se trouvent les divers appareils fixes et mobiles répondant à toutes les indications. A côté de la salle principale, on a créé des cabinets particuliers servant aux douches ascendantes anales, et aux douches vaginales, périnéales, etc., etc.

Comme on le voit, les bains de piscines réclament une nouvelle installation ; les cabinets des bains de la source des Petites-Eaux, quelques réparations qui les rendraient plus confortables. Plusieurs projets de modification sont à l'étude, espérons que MM. les Propriétaires, comprenant toute l'importance de ces différents modes balnéothérapiques consentiront à faire les réparations réclamées par les progrès hydromédicaux, qui ne cessent de s'accroître.

Du temps de Caucanas et avant lui, on faisait usage à Sylvanès, comme dans d'autres établissements, des boues minérales. — Il me semble que cette ancienne pratique, qui rend encore de grands services, dans les cas de douleur, de roideur et d'engorgement périarticulaire, dans certains établissements de France et de l'étranger, devrait être encore suivie. — J'ignore pourquoi elle est tombée en désuétude ?

CHAPITRE IV

ACTION PHYSIOLOGIQUE DES EAUX DE SYLVANÈS

Action physiologique sur la peau, — les muqueuses, — les glandes, — le système sanguin, — le système nerveux ; — Les voies digestives : Goût, Estomac, Intestins, Foie ; — les organes génito-urinaires : Reins, Utérus ; — les voies respiratoires. — Conclusions.

L'action physiologique des eaux de Sylvanès est, on peut le dire, générale ; elle se fait sentir sur la peau, les muqueuses, les glandes et sur les différents systèmes de l'économie. Les personnes qui font usage de ces eaux, soit en bains, soit en boisson, sont unanimes à le reconnaître. Après quelques instants passés dans un bain, on sent un bien être inaccoutumé, un calme tel, que beaucoup de baigneurs seraient tentés d'en prolonger la durée outre mesure.

La peau est onctueuse, fraîche, couverte d'une légère moiteur, elle devient souple, douce au toucher, et conserve ces diverses qualités pendant toute la journée.

Cette action physiologique est manifeste sur les muqueuses en général. Sous son influence, la circulation sanguine devient plus active, et la conséquence de cette suractivité vitale est une hypersécrétion très-considérable. Les glandes subissent la même influence ; mais, outre l'action stimulante due à la présence du fer dans les eaux de Sylvanès, l'arsenic qu'elles contiennent a une action, pour ainsi dire, spéciale sur leur

4

sécrétion. C'est grâce à cette suractivité fonctionnelle,
due à la présence de l'arsenic et du fer, que l'on obtient
la résolution des organes engorgés.

La circulation sanguine est vivement influencée par
l'usage de l'eau de Sylvanès, soit en bains, soit en
boisson. — Elle devient plus active en général, et
cette suractivité se manifeste par un léger mouvement
fébrile, plus ou moins bien caractérisé, que l'on ressent
au sortir du bain. En même temps que la circulation
devient plus active, le sang augmente de quantité et
devient plus riche en globules rouges. A l'ausculta-
tion, on n'entend plus ce bruit de souffle que l'on
entendait avant l'usage de ces eaux, et qui était une
preuve évidente de la diminution de tension dans
l'arbre circulatoire. Du reste, la coloration du flux
cataménial et la coloration du visage chez les malades qui ont fait une saison complète à Sylvanès,
prouvent bien que le sang a repris sa plasticité et sa
richesse normales en fer et en globules rouges.

L'action excitante de ces eaux se manifeste très-
énergiquement sur les veines hémorrhoïdales. Quelquefois, après quelques bains seulement, un gros bourrelet
de veines variqueuses apparaît au pourtour de l'ouverture anale, et même la circulation y est tellement
active, que ces hémorrhoïdes deviennent fluentes ; nouvelle source de précautions à prendre chez les personnes dont il faut être avare de pertes de sang. — Le
système nerveux est surexcité d'une manière générale,
dès le début du traitement ; mais cette surexcitation
n'est pas de longue durée. Dans les névroses, elle est

caractérisée par l'insomnie, le malaise, bientôt suivi de lassitude avec faiblesse des jambes ; mais, au bout de quelques jours d'un traitement approprié, on voit ces symptômes fâcheux diminuer d'intensité et être bientôt suivis d'un calme plus ou moins complet. — Dans le rhumatisme, et surtout le rhumatisme nerveux, on voit toujours les mêmes phénomènes d'excitation; dès le début, les douleurs paraissent plus vives, plus lancinantes, les accès douloureux reparaissent à de plus courts intervalles, mais subissent bientôt la bienfaisante action des eaux.

L'eau de Sylvanès n'est pas mauvaise à boire, et les malades ne répugnent nullement à se soumettre à son usage journalier ; elle laisse cependant un arrière-goût qui dénote la présence du fer, mais elle n'a pas ce goût styptique et astringent des eaux fortement ferrugineuses.

Quoique sa température au griffon soit de 36° à l'une et 34° à l'autre, les malades ne font aucune difficulté à en boire entre les repas. Elles jouissent auprès des anciens baigneurs et des personnes qui habitent ces pays toute l'année, de la réputation d'accélérer les digestions ; aussi voit-on beaucoup de ces baigneurs, se fiant sur cette vertu digestive, en faire un tel abus, qu'ils sont punis de leur téméraire confiance par des superpurgations quelquefois très-fatigantes.

Après quelques jours de traitement, à Sylvanès, l'appétit se réveille, se prononce de plus en plus, les digestions deviennent plus actives ; les malades voient avec plaisir les crampes d'estomac qu'ils ressentaient après l'ingestion des aliments diminuer de jour en jour ; la sensation de pesanteur dont ils se plaignaient après chaque repas et qui les incommodait pendant tout le temps de la digestion décroît de plus en plus pour disparaître. Le sentiment de plénitude qui les rendait inaptes à toute espèce de fatigue corporelle ou à tout travail intellectuel, ne les incommode plus. Les flattuosités qui accompagnent souvent les digestions lentes ou incomplètes, disparaissent au bout de quelques jours. Si le malade est atteint de diarrhée, il voit ce symptôme augmenter les premiers jours, pour cependant diminuer les jours suivants et être même remplacé par de la constipation.

Lorsque les troubles digestifs proviennent d'un embarras des voies biliaires, on voit, au bout de quelques jours, la face jaune subictérique que présentait le malade à son arrivée, s'éclaircir peu à peu, la coloration jaunâtre des sclérotiques devenir moins terreuse et plus blanche ; la langue perd son enduit saburral, les fonctions digestives sont plus actives, les selles sont plus copieuses, plus régulières et présentent tous les caractères de l'état bilieux. Tout annonce, en un mot, que sous l'influence de l'excitation générale causée par l'usage de ces eaux, le foie subit une suractivité fonctionnelle, et les selles plus abondantes prouvent que l'organe hépatique se débarrasse de la surcharge bilieuse qui expliquait cet embarras dans les digestions. Les coliques qui quelquefois accompagnaient les digestions pénibles, semblent augmenter les premiers jours, mais ne tardent pas à céder à l'action calmante de ces eaux. La diarrhée, lorsqu'elle est sous l'influence de l'éréthisme nerveux très-prononcé, se calme également après l'usage de quelques jours de ces eaux, prises en bains, en boisson ou en lavement.

L'action de ces eaux se fait également sentir sur les reins; l'urine est plus abondante, plus claire; tout annonce une excitation sur l'organe uropoiétique, qui peut être utile dans la gravelle pour aider à l'expulsion de petits calculs arrêtés dans les bassinets. Les fonctions génératrices sont aussi surexcitées, et plus d'un baigneur est assez heureux pour retrouver une seconde jeunesse après une bonne saison passée à Sylvanès.

L'utérus ne reste point étranger à l'action physiologue des eaux de Sylvanès; dans les cas de leucorrhée dépendante d'un ancien catarrhe utérin ou bien d'une chlorose très-prononcée, le flux est augmenté de quantité dès les premiers bains et les premières injections vaginales. Sous l'influence de l'excitation causée per ces modes balnéothérapiques et au bout de quelques jours, soit que l'organe ait repris son énergie primitive, que l'atonie qui était cause de cet écoulement ait disparu; ou bien que l'engorgement chronique qui le tenait sous sa dépendance ait diminué par la suractivité fonctionnelle causée par l'excitation des eaux, la leucorrhée disparaît bientôt.

Les fonctions menstruelles se régularisent d'une manière générale; les règles apparaissent si depuis quelque temps elles ne se montraient pas, à cause de l'appauvrissement sanguin. Elles augmentent si elles étaient peu abondantes sous l'influence de la chloro-

anémie et de l'éréthisme nerveux qui en est la conséquence ; aussi verrons-nous plus tard quelles précautions il faut prendre, à l'époque du flux cataménial,
chez les personnes chlorotiques.

Si, enfin, par la diffluence du sang et l'état fongueux du col de l'utérus, des hémorrhagies plus ou
moins abondantes apparaissent plusieurs fois dans le
même mois, ces eaux, •par leur action légèrement
styptique et astringente, tendent à les faire diminuer et
même disparaître.

Quoique les eaux de Sylvanès ne soient pas ordonnées en général pour combattre les affections chroniques des voies respiratoires, cependant dans les anciennes bronchites, les bains de piscine et l'eau prise en
boisson augmentent au bout de quelques jours l'expectoration, la rendent plus facile, et une certaine amélioration peut s'ensuivre. Dans ces cas, ces eaux agissent
comme les médicaments substitutifs. — Elles excitent
la vitalité de la muqueuse respiratoire, siége d'une
inflammation chronique, qu'elles peuvent faire passer
à un état subaigu, ce qui en facilite la disparition.

En résumé, le premier effet physiologique qui se
manifeste dès le début du traitement par les eaux de
Sylvanès, c'est une excitation générale. Elles stimu-
lent les fonctions digestives ; transportées dans le torrent circulatoire, elles impriment une activité plus
grande à la nutrition ; le pouls devient plus fort, plus
développé, le sang plus riche en globules rouges, les
mouvements musculaires plus libres, plus énergiques.

On peut donc considérer ces eaux comme toniques,
et les admettre dans la classe des ferrugineuses.

Le second effet physiologique que nous constatons, c'est le calme qui suit cette période d'excitation. Cette action sédative apparaît trop rapidement, pour être considérée comme le résultat purement et simplement de l'équilibre rétabli entre le système sanguin et le système nerveux. Cette action paraît être directe. Nous trouvons au nombre des actions physiologiques de l'arsenic cette action sédative et surtout régulatrice du système nerveux ; de plus, ce médicament est considéré comme un reconstituant très-énergique, ce qui fait que nous sommes en droit de penser que les eaux de Sylvanès sont toniques, reconstituantes ou analeptiques par l'arsenic et le fer, calmantes et régulatrices des fonctions du système nerveux par la glairine et l'arsenic.

Le troisième effet physiologique est la conséquence de cette excitation et de la vitalité plus énergique que ces eaux impriment aux organes. Elles facilitent ainsi leur désobstruction et peuvent être considérées comme résolutives.

Nous pouvons donc, d'après leur action physiologique, admettre pour ces eaux trois qualités thérapeutiques : nous pouvons les considérer comme toniques analeptiques, toniques névrosthéniques ou régulatrices du système nerveux, et enfin résolutives. — Nous pouvons également, d'après leur composition chimique, les mettre au nombre des eaux ferrugineuses bicarbonatées et arsenicales, à légère minéralisation.

Dans le chapitre suivant nous étudierons l'action thérapeutique des eaux de Sylvanès sous ces trois points de vue.

CHAPITRE V

ACTION THÉRAPEUTIQUE DES EAUX DE SYLVANÈS

En présence de l'action physiologique des eaux de Sylvanès, objet du chapitre précédent, quel est le principe actif de ces eaux minérales? L'analyse peut-elle nous le faire connaître? Est-ce l'arsenic, comme le pensent certains praticiens, ou bien le fer, la magnésie, etc., etc.? Leur action ne résulte-t-elle pas plutôt de la combinaison harmonique de tous ces éléments que des propriétés d'un seul? En essayant de me rendre compte des phénomènes dont j'ai été le témoin, je cherche à quel de ces éléments si divers je dois rattacher cette action si complexe. En comparant l'action physiologique des eaux de Sylvanès avec celle du fer et de l'arsenic, tout ce que je vois trouve une explication plausible. Je ne nie pas l'utilité des autres substances minérales ou gazeuses contenues dans ces eaux. La magnésie ne favorise-t-elle pas la digestion, en modifiant les secrétions stomacales? L'acide carbonique ne l'aide-t-elle pas, en excitant les contractions musculaires de l'estomac? Le sulfate de soude, en provoquant la liberté du ventre, ne s'oppose-t-il pas à l'état saburral des premières voies? Il est incontestable que toutes ces substances médicamenteuses ont une action thérapeutique adjuvante très-utile. Mais y a-t-il de la témérité de notre part, de supposer que les eaux de Sylvanès doivent leur propriété tonique à la présence du fer et de l'arsenic ; leur propriété hyposthénisante, régulatrice du système nerveux, à la présence de ce dernier, d'une manière directe, et à la présence des deux, d'une manière indirecte ? Leur action résolutive ne peut-elle pas être considérée comme la résultante des actions combinées de ces deux substances médicamenteuses ? La clinique vient ici nous répondre d'une manière affirmative. Le meilleur tonique analeptique, celui qui est employé d'une manière banale, pour ainsi dire, pour rendre au sang sa composition, sa plasticité normale, c'est le fer. Et chose remarquable ! tous les médecins-inspecteurs s'accordent à dire que les médicaments ferrugineux sont beaucoup moins énergiques dans leurs effets que l'eau ferrugineuse prise à sa source. — C'est probablement, dit M. le D͏ʳ Patissier (1), à l'état de dissolution, à l'extrême division du fer dans les eaux, ainsi qu'à son union avec d'autres principes minéralisateurs, qu'il faut attribuer une telle efficacité. L'arsenic sous forme d'acide arsénieux ou d'arséniate n'est-il pas préconisé comme un des plus puissants modérateurs et régulateurs du système nerveux ? Le D͏ʳ Isnard, de Marseille, dans un travail très-estimé sur l'action thérapeutique de l'arsenic, ne l'a-t-il pas prouvé par des observations péremptoires ? En même temps qu'il tonifie, le fer, en imprimant à la circulation une activité plus

(1) Patissier. — *Rapport sur les établissements thermaux.* — *Mémoires de l'Académie de Médecine*, t. XVIII.

énergique ne produit-il pas une hypersécrétion dans les organes glandulaires et sur les muqueuses? Le résultat de cette suractivité vitale, de cette hypersé- crétion n'est-il pas le dégorgement des organes qui s'étaient laissé obstruer par atonie. La matière médi- cale et la clinique sont donc d'accord pour nous per- mettre de considérer aux eaux minérales de Sylvanès trois modes d'action thérapeutique. Nous allons donc, dans autant de paragraphes, considérer les eaux de Sylvanès comme toniques analeptiques, toniques névros- théniques et résolutives.

§ Ier

ACTION TONIQUE ANALEPTIQUE DES EAUX DE SYLVANÈS

CHLOROSE

L'idée de chlorose entraîne dans l'esprit de la plu- part des médecins et surtout des gens du monde l'idée du traitement par le fer, sous toutes ses formes, en poudre, en sirop, en eaux ferrugineuses, en boisson et en bains. On cherche même, dans ces cas, les eaux qui en contiennent le plus, pensant que le résultat se fera moins attendre et que la guérison sera plus cer- taine et plus complète. — Il est bien évident que les eaux fortement chargées de fer seront très-utilement employées dans certains cas, et les nombreuses guéri- sons obtenues par l'usage des eaux du Cayla en sont une excellente preuve. Ne sont-elles pas les plus riches en fer après les eaux minérales de Passy? Pour que la guérison par ces eaux soit obtenue, une condition est indispensable : il faut qu'elles soient bien supportées, bien digérées. Ce n'est point, en effet, la quantité plus ou moins grande de fer absorbée dans plus ou moins de temps qui doit amener cet heureux résultat. La quantité de fer contenue dans la masse du sang est si minime, qu'il est facile de voir que, chez les chlorotiques, un ou deux jours de traitement par les eaux ferrugineuses devraient suffire pour remplacer le fer qui manque à leur sang. Il faut que le médicament soit facilement absorbé et surtout facilement assimilé. Le corps vivant n'est point une cornue, dans laquelle il suffise de verser les quelques milligrammes de fer qui manquent au sang des chlorotiques, pour leur rendre la santé. — Soit par une susceptibilité idiosyncrasique trop grande, soit par une irritabilité nerveuse de l'estomac et des intestins spéciale, les eaux essentiellement ferrugineuses et trop riches en fer sont trop lourdes, les malades ne peuvent pas les digérer. Quelquefois l'ingestion d'un seul verre de ces eaux suffit, par ses qualités trop styptiques et trop astringentes, pour réveiller de violentes contractions de l'estomac très-douloureuses et suivies de vomisssements sanguins. Les mêmes symptômes se manifestent à chaque prise de liquide, les malades s'effrayent alors, et refusent obstinément de se soumettre de nouveau au traitement par les eaux ferrugineuses. Ces eaux, disent-ils, sont contraires à leur tempérament, et les irritent ; ils se disposent à partir et se privent ainsi du seul mode de traitement approprié à leur état morbide.

Les eaux de Sylvanès, par leur minéralisation peu élevée, par l'union du fer, de l'arsenic, de l'acide carbonique, sont, dans ces cas, employées avec un grand succès. Elles sont très-heureusement ordonnées contre tous les phénomènes symptomatiques de la chlorose, état morbide si compliqué qui porte son action sur tous les systèmes, sur toutes les fonctions. Ces eaux sont douces, faciles à digérer et n'ont aucun mauvais goût ; leur température modérée facilite encore leur digestion, et les rend très-propres à l'usage des bains et des douches.

La chlorose est un état morbide, dont les symptômes très-nombreux portent sur tous les systèmes, et qui est caractérisé anatomiquement par une diminution dans la quantité générale du sang, de ses globules rouges, et par un affaiblissement général de toutes les fonctions.

Quoique les symptômes de la chlorose portent sur tous les systèmes et sur toutes les fonctions, on peut les réunir sous trois chefs principaux : 1° troubles des fonctions digestives ; 2° troubles des fonctions nerveuses ; 3° troubles sanguins.

Dans les trois cas, l'eau de Sylvanès est d'une heureuse application.

I. *Troubles des fonctions digestives.* — Les fonctions digestives sont essentiellement troublées et, d'effet de la maladie, peuvent devenir une cause d'aggravation ; l'appétit tantôt est diminué et tantôt augmenté, en général il est perverti et dépravé. Quelquefois l'anorexie est complète et est liée à la faiblesse, à l'atonie, qui émousse chez le malade la sensation de la faim. Ces phénomènes dyspeptiques s'accompagnent surtout d'embarras, de pesanteur, de gonflement épigastriques, suivis presque toujours de rapports, de nausées, de vomituritions et quelquefois de vomissements.

La digestion, pour s'effectuer d'une manière normale, a besoin de l'intégrité et de la régularité d'actes et de conditions multiples. Des sécrétions variées et appropriées à la nature des aliments se font sur la muqueuse stomacale pour les préparer par leur action soit physique, soit chimique, à leur absorption et à leur élaboration définitives. Ce travail préparateur à leur digestion doit être facilité par des mouvements dits *péristaltiques*, servant à augmenter les points de contact de l'aliment avec la muqueuse stomacale et des sucs qui y sont alors sécrétés. Ces phénomènes de sécrétion et de motilité réclament l'intervention d'une circulation et d'une innervation actives dont le défaut amène infailliblement dans leur accomplissement un trouble momentané ou habituel. C'est ce trouble qui constitue la dyspepsie et qui peut être guéri par les eaux de Sylvanès. Dans le cas de lésion organique, cause de ces symptômes, ces eaux les calment toujours, il est vrai; mais, ne pouvant rien contre les causes qui leur donnent naissance, les récidives sont en général habituelles.

Les causes de dyspepsie sont, comme on le voit, très-nombreuses; aussi n'est-il pas étonnant qu'une foule de stations balnéaires revendiquent au nombre des propriétés de leurs eaux la cure de cet état morbide.

On comprend aisément qu'un sang appauvri ne fournisse que des éléments incomplets et insuffisants à la confection de la salive, du suc gastrique, du fluide pancréatique, de la bile et du suc intestinal. Mais l'appauvrissement du sang n'est pas la seule cause que nous ayons à invoquer ; la première apparition menstruelle, chez quelques jeunes filles, ou bien chaque apparition du flux cataménial est accompagnée de troubles de sécrétions dans les organes de la digestion. Ces phénomènes dyspeptiques proviennent d'une perturbation nerveuse partant de l'utérus par action réflexe. Certaines maladies, telles que congestions chroniques avec engorgement de l'organe gestateur, sont également accompagnées des mêmes phénomènes et par le même mécanisme. Nous verrons, dans le paragraphe suivant, quelle action énergique possède l'eau de Sylvanès contre ces dyspepsies sympathiques.

En même temps que les sécrétions sont troublées en quantité et en qualité, les mouvements péristaltiques le sont également dans leur rhythme et dans leur énergie. Sous l'influence de ces eaux minérales, prises en bains et en boisson, grâce au fer, à l'arsenic, aux carbonates alcalins qu'elles contiennent, la circulation sanguine devenant plus active, le sang retrouvant sa plasticité et sa richesse primitive en fer et en globules rouges, les sécrétions reprennent leur énergie et leurs qualités normales, en même temps que l'acide carbonique libre augmente les mouvements péristaltiques de

l'estomac. C'est un fait admis par la plupart des médecins hydrologues et par les auteurs du *Dictionnaire
des Eaux Minérales*. La plupart des eaux, disent-
ils, qui contiennent de l'acide carbonique libre, sont
propres au traitement de la dyspepsie. MM. Lebret et
Durand-Fardel vont même plus loin. L'acide carbonique, disent-ils, est certainement, parmi les principes
divers que nous présentent les eaux minérales, celui
qui s'adapte le mieux à l'état dyspeptique. Bon nombre
d'eaux minérales contiennent plus d'acide carbonique
libre que celles de Sylvanès ; mais ici, c'est la réunion
de ce gaz à l'arsenic, au fer, aux carbonates alcalins ;
leur degré peu élevé de minéralisation et leur température modérée, propres à leur facile digestion, qui
rendent d'éminents services à la thérapeutique des voies
digestives.

La première conséquence de l'accélération et de la
régularisation des mouvements péristaltiques est la
disparition des flattuosités qui accompagnent les
dyspepsies et qui sont dues à la fermentation des matières alimentaires séjournant trop longtemps dans la
cavité stomacale, ou arrivant mal chymifiées dans les
intestins.

La seconde, c'est la disparition d'un symptôme très-
gênant et qui frappe quelquefois le plus l'imagination
des malades, celui dont ils demandent à grands cris
à être débarrassés. Je veux parler de la pesanteur
épigastrique qui suit l'ingestion des aliments. La plupart des auteurs attribuent ce sentiment de pesanteur
au défaut des contractions des fibres musculaires de

l'estomac, qui se laisse alors distendre par les aliments comme un corps inerte.

Les intermittences de diarrhée et de constipation disparaîtront également avec le retour de l'intégrité et de la régularité dans les sécrétions et dans les mouvements péristaltiques du tube digestif.

En même temps que l'énergie fonctionnelle de l'estomac sera augmentée et sa régularité mieux établie par le traitement interne, l'usage des bains et des douches, en agissant sur la peau et en attirant vers elle les mouvements fluxionnaires, aideront puissamment la circulation générale, calmeront les phénomènes nerveux et concourront avec énergie au rétablissement complet du malade. L'air pur et frais de la vallée, le changement de vie aidant, le malade retrouvera au bout de quelques jours son activité digestive primitive.

II. *Troubles nerveux.* — L'influence du sang sur le système nerveux a de tout temps été reconnue. *Sanguis, moderator nervorum,* a dit le Père de la médecine, et cet aphorisme a été reconnu vrai par tous les physiologistes modernes. Tout le monde connaît les phénomènes convulsifs qui accompagnent la mort par inanition. Dans la chlorose, le sang, ne possédant plus ses qualités physiques et chimiques normales, voit son influence diminuer, et de là l'apparition de tous ces phénomènes nerveux, dont le nombre n'a d'égal que leur variété et leur bizarrerie. C'est un fait admis par tous les pathologistes que ces deux systèmes, le sang et les nerfs, doivent être en parfait équilibre. Aussitôt que cet équilibre est rompu, celui des deux systèmes au profit duquel cette rupture a eu lieu exerce une prédominance manifeste sur l'autre, dans ses allures et dans la symptomatologie générale d'une maladie intercurrente. La santé parfaite coïncide avec l'équilibre parfait. Dans la chlorose, le sang est modifié dans sa quantité et dans ses qualités. Les globules rouges diminuent de nombre, le fer qu'ils contiennent diminue également, et l'eau du sérum augmente au contraire, d'où les divers phénomènes nerveux que nous trouvons dans cet état morbide. Chez certaines personnes chlorotiques, ces symptômes se manifestent, comme par une augmentation de l'influx nerveux portant sur la sensibilité, d'où ces hypéresthésies générales ou partielles qui font, par exemple, que la malade ne peut supporter le moindre bruit, la moindre lumière, la moindre odeur sans en être fortement incommodée.

Quelquefois cette hypéresthésie porte sur la motilité, et nous rencontrons alors les spasmes, les convulsions, les crises hystériques, etc., etc. Ce sont d'autres fois les phénomènes contraires qui se manifestent, on dirait que le système nerveux est excité d'une manière incomplète ou excité par un sang trop faible et qui n'a pas assez d'action sur lui ; apparaît alors l'anesthésie portant sur la sensibilité (analgésie) ou bien sur la motilité, et nous trouvons alors chez les malades tous les symptômes d'un affaiblissement musculaire prononcé ou des paralysies partielles ou générales.

Les phénomènes nerveux ont quelquefois pour

5

théâtre les organes divers, soit de la digestion, soit de
la respiration, nous trouvons alors toutes les modifications les plus bizarres dans les sensations de la faim,
de la soif et du goût. Quelquefois c'est la motilité de
ces organes qui est augmentée ou diminuée ; de là les
crampes plus ou moins douloureuses, ces digestions
faites aussi rapidement que l'ingestion des aliments, ou
bien, au contraire, ces digestions lentes, pénibles, ces
sensations de pesanteur dont se plaignent si souvent les
malades. — Quelquefois c'est le système nerveux des
organes respiratoires qui entre en scène ; de là des
attaques d'asthme, des suffocations qui font craindre
l'existence de quelque lésion organique des poumons
et du cœur. Enfin, il n'est pas rare de trouver chez
les chlorotiques des troubles intellectuels et moraux,
des exaltations, des extases, des accès d'amour ou
de haine non justifiés, etc., etc. En un mot, les
troubles nerveux occasionnés par l'appauvrissement du
sang sont tellement nombreux, tellement bizarres,
qu'ils échappent à toute détermination précise ; on voit
que cette force nerveuse manque de contre - poids,
manque de régulateur.

Dans tous les cas que je viens d'esquisser rapidement, il ne peut être question de traiter seulement les
manifestations symptomatiques ; la guérison ne saurait
être la conséquence d'un pareil traitement. Il faut
voir au delà et combattre la cause qui leur donne
naissance. Le principal moyen de les combattre avec
succès, c'est de donner au système nerveux son contre-
poids, son modérateur normal. — L'eau de Sylvanès,

en combattant l'appauvrissement du sang, en lui rendant le fer qui lui manque, en mettant le malade dans les conditions voulues pour bien digérer les aliments et se les bien assimiler, en un mot, par son action tonique reconstituante, lutte avantageusement contre toutes ces manifestations. Elle rétablit l'équilibre un instant détruit entre le système sanguin et le système nerveux, en rendant au premier ses qualités plastiques normales ; elle rend, en un mot, au système nerveux son régulateur physiologique. — A cette action tonique reconstituante viendra s'ajouter l'action directe de l'arsenic, action névrosthénique, que nous étudierons dans le paragraphe suivant.

III. *Troubles de la menstruation.* — Un des premiers symptômes de la chlorose, c'est un trouble dans les fonctions menstruelles. — Ce trouble est caractérisé par une diminution du flux cataménial ; dès le début les périodes sont irrégulières, tantôt les règles avancent de quelques jours le moment prévu, tantôt au contraire retardent, c'est le cas le plus habituel. L'écoulement sanguin est de moins en moins abondant, et sa coloration est de moins en moins rouge. — Pendant les intervalles de ces périodes, il se fait par la vulve un écoulement leucorrhéique plus ou mois abondant. Quelquefois, sous l'influence de l'éréthisme nerveux, conséquence de la chlorose, le flux cataménial ne se fait jour qu'après de violentes coliques utérines, de violentes douleurs lombaires, et cet écoulement qui s'annonce avec tant de fracas se réduit à quelques gouttes de liquide plus ou moins teinté en rose. Cette diminution dans la quantité et la qualité du sang devient de plus en plus notable, suivant, pour ainsi dire, pas à pas l'appauvrissement du liquide sanguin jusqu'à sa disparition complète, c'est l'aménorrhée. — Quelquefois, au contraire, l'écoulement sanguin est très-abondant et souvent répété, le sang présentant toujours une coloration plus claire, et présentant souvent l'apparence d'un mélange de sang et de mucosités. Trousseau a parfaitement décrit cette chlorose ménorrhagique avec flux menstruel d'autant plus abondant que la maladie fait plus de progrès. Nous verrons dans le chapitre suivant de quelles précautions il faut entourer l'usage des eaux de Sylvanès dans ces cas. L'écoulement, pouvant augmenter sous leur influence dès le début du traitement, d'effet de la maladie, pourrait devenir une cause d'aggravation. La leucorrhée accompagne habituellement la chlorose. C'est un symptôme pénible et fatigant pour les malades, qui, le plus souvent, oubliant les autres manifestations de leur état morbide, réclament à grands cris une médication énergique pour le faire disparaître. Il est l'effet de l'affaiblissement général et peut devenir, à son tour, cause d'aggravation par la spoliation continuelle qu'il fait subir au sang.

Pour éviter des répétitions inutiles, j'ai réuni dans le troisième paragraphe de ce chapitre la leucorrhée symptomatique de la chlorose à la leucorrhée symptomatique d'un engorgement de l'utérus; il est bien entendu toutefois que, dans le premier cas, c'est par leur action tonique que ces eaux agissent contre ces écoulements, tandis que, dans le second, c'est par leur action résolutive.

Ces divers symptômes, aménorrhée, dysménorrhée, ménorrhagie et leucorrhée, peuvent être tous une des conséquences de l'altération, de l'appauvrissement du sang; il n'y a donc rien d'étonnant que les eaux de Sylvanès, toniques reconstituantes du système sanguin, soient employées avec succès contre ces diverses manifestations de cet état morbide.

IV. *Altérations du sang.* — En adoptant comme étalon physiologique, nous dit M. Jaccoud, le chiffre de 128 parties de globules rouges pour 1,000 parties de sang, le chiffre des premiers, dans la chlorose, peut être représenté par 63. La chlorose est donc caractérisée anatomiquement par une diminution notable des globules rouges. Mais là n'est pas la seule altération que présente le sang, dans cet état morbide. D'après le même auteur, il résulte des expériences de Duncan, faites dans le service d'Oppolzer, que si les globules rouges sont moins nombreux, ils subissent également une certaine modification dans leur composition; ils sont moins colorés et par suite colorent moins le liquide dans lequel ils sont en suspension. Il résulte des expériences de ce savant que l'altération caractéristique de la chlorose n'est pas seulement une diminution relative des globules rouges, mais les hématies restantes sont malades elles-mêmes, elles ont perdu leur hémoglobine ou partie colorante. Le fer, qui fait partie constituante de ces globules, suit également la même progression décroissante et diminue par conséquent dans la masse sanguine.

En même temps que la partie colorante ou hémoglobine diminue dans les globules, et que ceux-ci diminuent également, comme nous l'avons déjà dit, certains physiologistes pensent que la quantité de liquide augmente en proportion. Le résultat de cette altération est une diminution de la plasticité du sang, un défaut d'énergie nutritive. Ces phénomènes se manifestent par des bruits vasculaires, que l'on perçoit facilement en appliquant le stéthoscope sur la région précordiale et en suivant les gros vaisseaux jusqu'au cou.

Le fer est considéré comme le spécifique de la chlorose; mais on est loin d'être fixé sur la manière dont les martiaux viennent à bout de cet état morbide. Certains physiologistes pensent que ces médicaments agissent purement et simplement par leur action directe sur le sang et en lui donnant la quantité de fer qui lui manque. Il suffirait, dans ce cas, de quelques jours d'un traitement ferrugineux pour arriver à ce résultat; car, d'après Becquerel, un kilog. de sang contient 0^{gr}55 de fer, et si nous adoptons l'évaluation de la masse sanguine à 5 kilog., d'après Bischoff, nous voyons que la quantité de fer contenu dans le sang peut s'élever à 2^{gr}75. Personne cependant n'ignore combien est long le traitement de la chlorose et combien en sont fréquentes les récidives.

Nous conformant à l'opinion de MM. Trousseau et

Pidoux, nous pensons que le fer agit de deux maniè-
res : 1° Il a une action stimulante sur les organes en
général ; cette stimulation se fait sentir sur les organes digestifs, et sous son influence, l'appétit se réveille,
les digestions se font mieux et plus complétement, la
circulation devient plus active. 2° Une certaine proportion de fer, dissoute dans le suc gastrique, est absorbée, pénètre dans le torrent circulatoire, et en
vertu d'une action purement vitale, dont nous ne connaissons pas le secret, rétablit les fonctions hémato-
siques.

On voit donc, d'après tout ce qui précède, que, par
son heureuse minéralisation, l'eau de Sylvanès, ferrugineuse et arsenicale, jouit d'une action reconnue,
indéniable, très-énergique contre la chlorose. Elle en
combat avec succès les différentes manifestations, une
à une, si l'on peut ainsi parler. Sous l'influence du fer,
elle est tonique, reconstituante, et nous verrons plus
loin de quels heureux effets est suivi l'usage de ces
eaux contre les manifestations nerveuses, par l'action
directe de l'arsenic sur ce système. Donc, action tonique reconstituante par le fer et l'arsenic, action sédative par l'arsenic : tels sont, en deux mots, les moyens
curatifs employés contre la chlorose par l'usage de ces
eaux.

SCROFULES ET SCROFULIDES

La scrofule, d'après M. Durand-Fardel, est constituée par une anomalie d'assimilation avec tendance à la
dégradation des éléments organiques, d'où les formes

communes d'engorgements passifs, de suppurations froides et d'ulcérations. Ces manifestations sont essentiellement extérieures, tégumentaires, muqueuses ou sous-cutanées; et ce n'est que dans les degrés extrêmes de la maladie, que de parties plus profondes, telles que le système osseux ou les viscères, en subissent les atteintes. C'est une maladie *totius substantiæ*, c'est une diathèse dont le fonds est surtout l'asthénie, l'affaiblissement ou la dégradation générale. Les diverses fonctions se font d'une manière plus ou moins régulière, mais l'assimilation est très-incomplète et a pour conséquence l'appauvrissement du sang, qui mène lui-même à la cachexie. C'est une maladie héréditaire, mais qui peut être engendrée par toutes les causes débilitantes, telles que nourriture insuffisante, privation d'air et de lumière, etc., etc.

Il serait puéril d'attendre la guérison de cet état morbide, si l'on se contentait de combattre ses manifestations si diverses; il faut, au contraire, un traitement énergique et surtout longtemps continué. L'eau de Sylvanès répond aux diverses indications de cet état morbide. Elle stimule les fonctions digestives et rend plus énergiques les fonctions assimilatrices. La circulation sanguine, devenue plus active, et le sang plus riche, produisent une suractivité fonctionnelle et sont des conditions très-favorables à la résolution des engorgements glandulaires et viscéraux. Le même effet se produit très-heureusement sur les muqueuses. Le résultat de ces diverses actions, stimulante, tonique et reconstituante, est une modification complète de la crase du sang et 'la disparition de ces manifestations diathésiques.

Les scrofulides cutanées sont heureusement traitées par l'usage de ces eaux minérales , et j'ai vu deux cas d'acnée sébacée, dont l'une occupait les deux joues et le nez, être très-considérablement améliorées par des lotions fréquentes faites avec ces eaux et par quelques verres de la source des Petites-Eaux absorbés tous les jours. M. le Dr Lavergne a vu également un cas pareil.

Chez les enfants scrofuleux dont les manifestations diathésiques apparaissent sous l'influence de l'évolution dentaire, ces eaux, prises à très-petites doses et en bains de quelques minutes de durée, produisent d'heureux effets , par leur action calmante du système nerveux , tonique reconstituante et modificatrice du système sanguin.

Par l'usage longtemps continué de l'eau de Sylvanès en bains et en boisson, par l'association de ces eaux thermales avec celles du Cayla, lorsqu'elles sont bien supportées , et , dans le cas contraire, avec celles de Prugnes, les grandes fonctions se rétablissent rapidement, la digestion est plus active , les fonctions assimilatrices plus énergiques , les combustions interstitielles plus complètes. Cette suractivité vitale, maintenue dans de bonnes limites, a pour résultat immédiat l'accroissement des forces , et le sang , puisant dans l'alimentation les matériaux nécessaires à sa constitution , trouve également dans le fer un élément qui lui faisait défaut.

C'est grâce à l'action reconstituante de l'arsenic uni au protoxyde de fer que ces bons effets généraux sont obtenus. Dès que l'état général s'améliore, que les forces radicales sont plus grandes, les manifestations locales de la diathèse subissent également l'heureuse influence du traitement. Les engorgements passifs, si nombreux dans ces cas, tendent à diminuer par la suractivité fonctionnelle des organes qui en sont porteurs ; les ulcérations, qui avaient plutôt la tendance à s'agrandir qu'à se cicatriser, se recouvrent de bourgeons charnus, en même temps que leur coloration blafarde passe à un rouge plus vif, et la cicatrisation devient complète au bout de quelque temps de traitement. Cette action locale est favorisée par le contact immédiat de la glairine, qui, à son action stimulante due aux substances médicamenteuses qui entrent dans sa composition, unit une action sédative, qui modère l'action trop stimulante des eaux. Aussi, se trouvera-t-on toujours très-bien de faire dans la journée plusieurs lotions avec les eaux de Sylvanès, dans le cas de plaies et d'ulcères scrofuleux. Les récidives, qui, dans ces cas, sont si souvent à craindre, étant sous la dépendance d'un état général, deviennent de plus en plus rares, et finissent par disparaître pour ne plus revenir, si on a soin de se soumettre pendant plusieurs saisons au même traitement reconstituant. Cette action des eaux de Sylvanès dans les manifestations locales de la scrofule est connue depuis longtemps : Caucanas, et avant lui Malrieu, lui avait consacré un chapitre. Les observations que nous donnent ces auteurs sont fort incomplètes. Caucanas ne nous donne, dans le chapitre VIII de son livre sur Sylvanès, que les résultats des traitements par ces eaux thermales dans les cas de manifestations scrofuleuses, telles que ophthalmies, engorgements ganglionnaires et ulcérations à la peau. Il attribue seulement ces heureux résultats à la présence de l'hydrogène sulfuré, que l'on croyait être contenu dans l'eau, et non à la puissance reconstituante par excellence du fer et de l'arsenic, dont on ignorait à cette époque la présence dans les eaux thermales de cet établissement.

En résumé, les eaux de Sylvanès sont indiquées dans les cas de scrofules, qu'il s'agisse d'engorgements ganglionnnaires, de scrofulides cutanées, d'engorgement et de catarrhe des muqueuses. Elles modifient l'état général, rendent au sang sa plasticité et, par leur stimulation, activent la résolution des divers engorgements viscéraux et glandulaires qui sont sous la dépendance de la diathèse. Elles s'opposent également à ces manifestations locales, telles que scrofulides cutanées, ulcérations, etc., etc.

FIÈVRES INTERMITTENTES

Dans certains cas de fièvre intermittente rebelle, sous l'influence de l'habitude ou de la diminution des forces radicales du malade, le sulfate de quinine, justement regardé comme le spécifique de ces états morbides, reste tout à fait impuissant. On a recours alors aux préparations arsenicales, dont tous les praticiens connaissent l'heureuse influence sur ces maladies. Tout le monde connaît les travaux du Dr Boudin. En même temps qu'on administre l'arsenic, on est dans l'habitude de donner du fer et du quinquina pour restaurer les forces délabrées.

Quelquefois, enfin, certaines fièvres qui se sont montrées rebelles à leur spécifique et à ces puissants médicaments, se trouvent de suite amendées et même guéries par un changement subit du lieu d'habitation. Aux personnes qui habitent des pays marécageux situés dans des plaines largement arrosées, ou sur les bords de la mer, on recommande d'aller habiter pendant quelque temps un pays de montagne. Sous l'influence du changement radical d'air, de vie et d'habitudes, ces fièvres si rebelles guérissent bien souvent. Sylvanès répond à ces diverses indications, ses eaux contiennent de l'arsenic uni à un sel de fer, et présentent par conséquent une médication appropriée et d'autant plus énergique, que ces diverses substances médicamenteuses sont extrêmement divisées et unies à d'autres sels minéralisateurs. Cette station thermale se trouve à 400 mètres au-dessus du niveau de la mer, dans un pays très-montagneux, où l'air y est frais et pur de tout miasme délétère; le malade y pourra également mettre à profit, si cela est possible, la minéralisation plus riche en fer des eaux de Prugnes et du Cayla. Une saison passée auprès de ces eaux ferrugineuses et arsenicales, en reconstituant l'économie et en lui donnant assez de force pour réagir contre l'état morbide, permettra au spécifique d'avoir raison de ces fièvres intermittentes qui s'étaient montrées rebelles jusque là. Ne voit-on pas le même phénomène se produire dans la syphilis , à propos de la médication mercurielle ?

CACHEXIES

Dans les cachexies miasmatiques ou autres , l'usage des eaux ferrugineuses et arsenicales de Sylvanès, leur association avec celles des autres établissements de la vallée de Camarès , pourront rendre de très-grands services.

Elles relèvent les forces délabrées en activant les fonctions digestives ; l'assimilation devenant plus énergique , le sang retrouve dans l'alimentation les matériaux qui lui sont indispensables pour sa reconstitution. Les engorgements du foie et de la rate qui se rencontrent dans ces cas , sont considérablement diminués et même guéris par l'usage combiné de ces différentes eaux et par l'action résolutive des eaux de Sylvanès, que nous étudierons dans le 3e paragraphe de ce chapitre.

Je fais cependant une réserve pour la période cachectique de la phthisie pulmonaire ; l'excitation causée par le fer sur la muqueuse respiratoire pourrait faire craindre des phénomènes congestifs qui activeraient probablement la consomption. Dans certains cas, mais seulement avec de très-grandes précautions , l'eau de Sylvanès seule peut être employée pour combattre l'amaigrissement , la consomption , et non leur cause. C'est dans les cas de phthisie tuberculeuse à marche torpide, chez un sujet scrofuleux. Malrieu, dans ses mémoires, nous cite plusieurs cas de phthisie pulmonaire guéris par ces eaux thermales. A cette époque, les moyens d'investigation ne permettaient pas, comme aujourd'hui, de porter un diagnostic certain ; ces cas de phthisie ne seraient-ils pas simplement des catarrhes chroniques des voies respiratoires ?

Pas plus que les eaux minérales des autres établissements, les eaux thermales de Sylvanès ne guérissent les lésions organiques qui sont la cause des cachexies ; mais elles sont d'un grand secours, en ce sens qu'elles permettent aux malades de vivre quelque temps encore avec leur ennemi et de lutter avec quelque succès contre les effets morbides de ces lésions matérielles.

CONVALESCENCE

A la suite d'une longue maladie, le sang s'est appauvri par l'effet même de la chronicité du mal ou par le traitement employé. Dans certains cas, la convalescence, très-pénible, est quelquefois aussi longue que la maladie. La synergie fonctionnelle ne s'établit pas rapidement, quels que soient les moyens employés ; le malade se livre alors au découragement, qui augmente sensiblement la faiblesse générale. Les fonctions digestives sont languissantes, et les fonctions assimilatrices paraissent subir un instant d'arrêt ; il manque une impulsion énergique à cette constitution qui vient de subir un violent ébranlement. Une saison passée à Sylvanès suffit alors pour donner ce coup de fouet. Le

changement de pays, l'air pur et frais de la montagne,
au moment où les grandes chaleurs de l'été augmentent la paresse gastro-intestinale, sont d'un grand secours pour exciter les diverses fonctions du tube digestif. L'eau minérale, par sa légère stimulation, donnera
cette impulsion qui manque, en même temps que le fer
et l'arsenic, par leur action tonique et analeptique,
feront cesser cet état valétudinaire.

§ II

ACTION TONIQUE NÉVROSTÉNIQUE DES EAUX DE SYLVANÈS

Le système nerveux, qui anime et coordonne les
fonctions des viscères chargés de composer le sang,
d'exporter les résidus alimentaires, les matières désor-
mais impropres, et de présider au renouvellement de
l'espèce, le système nerveux ganglionnaire a besoin,
pour accomplir ces importantes attributions, d'une
force énergique, opiniâtre, vivace, constante et profonde, il a besoin *surtout d'une harmonie parfaite
d'action* (1).

On appelle *névrosthénique* tout médicament qui augmente les forces du système nerveux; pour nous, l'action de ces médicaments implique plutôt l'idée d'une
action régulatrice des synergies nerveuses.

(1) TROUSSEAUX et PIDOUX. *Médication névrosthénique.* —
Traité de Thérapeutique et de Matière médicale.

Tout médicament qui jouit de la propriété de coordonner, de régulariser les fonctions du système nerveux ganglionnaire, est névrosthénique ; et j'appelle *tonique névrosthénique* celui qui, outre cette action thérapeutique, possède celles du tonique en général.

L'arsenic, de l'avis de la plupart des pathologistes, est reconnu pour être un des toniques les plus précieux ; à petite dose, il est véritablement tonique reconstituant et se donne dans tous les cas d'affaiblissement général ; il est, comme l'alcool, un médicament d'épargne. De plus, l'arsenic est vanté par MM. Trousseau, Aran, Bouchut, Despres, dans le traitement des névroses, et ces différents auteurs nous donnent des observations probantes de chorées, par exemple, guéries par l'arsenic. Ils ont même le soin de nous faire remarquer que ce n'est pas par son action tonique reconstituante que ce médicament agit, mais bien par son action directe sur le système nerveux ganglionnaire, dont il coordonne, dont il régularise les fonctions. M. le Dr Isnard, dans un travail estimé, qu'il a publié à Marseille, sur l'arsenic dans la pathologie du système nerveux, nous dit et nous prouve par des observations que l'arsenic a une action rapide, qu'il la manifeste de très-bonne heure, dès les premiers jours de son emploi. Il agit d'abord sur les douleurs et les spasmes, liés aux névropathies diverses, il les modère, les éloigne, les atténue et finit par les calmer. Pour nous mieux prouver que cette action sur le système nerveux ne peut pas être seulement attribuée à l'action tonique reconstituante de ce médicament, il nous com-

pare son action à celle du fer et du quinquina, et ces
conclusions sont conformes à ce que nous avançons.
Tandis que le médecin, dit-il, est habituellement forcé
de déployer contre les phénomènes si variés du nervosisme la plupart des ressources dont il dispose : stupé-
fiants, sédatifs, antispasmodiques, toniques reconsti-
tuants : fer, quinquina, etc., etc.; tandis qu'il est réduit,
en un mot, à faire la médecine des symptômes, l'arsenic
peut suppléer à cette thérapeutique mixte, il la remplace
avantageusement, il fait à lui seul mieux et plus vite.
L'arsenic jouit donc d'une efficacité toute spéciale
contre le nervosisme. Les observations de Trousseau,
dans sa clinique médicale, nous le prouvent dans le
traitement de la chorée et des névroses de l'appareil
respiratoire.

L'eau de Sylvanès a de tout temps joui de la réputation de calmer le système nerveux et d'en coordonner les actes.

Caucanas, dont l'ouvrage remonte à l'an X, nous
dit, en effet : Les bains de Sylvanès méritent la plus
grande confiance dans les affections vaporeuses, con-
vulsives, hystériques et hypochondriaques ; on a vu
avec étonnement guérir, par leur usage, des maladies
de nerfs qui avaient été infructueusement traitées pendant très-longtemps par d'habiles médecins. Mes
observations personnelles, prises pendant mon séjour à
Sylvanès, pendant plusieurs saisons thermales, m'ont
prouvé l'importance de ces eaux, au point de vue de
leur action tonique et régulatrice des fonctions du système nerveux. Je donnerai plus loin quelques obser-

6

vations que j'ai prises pendant les étés de 1873, 1874, et, comme nous le verrons, les résultats concordent avec l'opinion de mes prédécesseurs et avec celle des auteurs qui ont écrit sur l'action névrosthénique de l'arsenic.

En présence de l'opinion des praticiens qui se sont occupés de l'action des eaux de Sylvanès, et de l'opinion de ceux qui se sont occupés de l'action de l'arsenic sur le système nerveux, ne voit-on pas une concordance digne de remarque ? Est-on bien téméraire alors d'accorder à l'arsenic qu'elles contiennent cette action névrosthénique que possèdent ces eaux ? L'arsenic n'est-il pas un médicament dont l'action est des plus énergiques, ne sait-on pas avec quelle prudence il faut le manier ? Ne sait-on pas également qu'il agit très-énergiquement à très-faible dose ? Comme pour le fer dans les eaux ferrugineuses, ne peut-on pas supposer que son efficacité est accrue, grâce à son état de dissolution et à son extrême division dans ces eaux minérales ? Pourquoi n'admettrait-on pas alors que c'est l'arsenic qui communique à l'eau de Sylvanès cette action hyposthénisante et régulatrice du système nerveux ? Rien ne répugne à le penser.

De tout temps cette propriété névrosthénique des eaux de Sylvanès a été reconnue, et si l'on n'a pas su à quelle substance minérale l'attribuer, c'est que, d'une part, l'analyse n'avait pas fait connaître l'existence de l'arsenic dans les eaux minérales lorsque a paru le dernier ouvrage sur Sylvanès, et, d'un autre côté, c'est que les propriétés névrosthéniques de l'arsenic ne sont connues que depuis peu. Il n'y a pas longtemps, en effet, que la présence de l'arsenic a été reconnue dans certaines eaux minérales. En 1858, dans la troisième édition de leur ouvrage classique de thérapeutique et de matière médicale, Trousseau et Pidoux écrivaient: (1) « Depuis quelques années, l'attention des chimistes s'est portée sur un fait capital ; nous voulons parler de la présence de l'arsenic dans un grand nombre d'eaux minérales, surtout dans celles qui contiennent des sels de fer. Ainsi, il résulte d'expériences faites sur diverses eaux minérales, que ces eaux contiennent des quantités minimes d'arsenic, qui peuvent cependant être dosées. Il suit de la découverte que nous venons de signaler plusieurs conséquences importantes ; c'est que, dans un grand nombre de cas où l'on attribue généralement à certains sels contenus dans ces eaux minérales une influence donnée, il est permis de croire que l'arsenic qui s'y trouve, ait à revendiquer une part de cette influence bonne ou mauvaise. »

L'arsenic est un médicament trop actif, trop violent, son action se fait trop sentir, quelle que soit la dose, pourvu qu'on la continue pendant quelques jours, pour que sa présence soit indifférente dans l'action de l'eau qui le contient. Une circonstance heureuse, c'est son union avec un sel de fer, car nous le trouvons dans ces eaux à l'état d'arsenite de fer. Nous verrons plus tard quel prix nous attachons à la combinaison

(1) TROUSSEAU et PIDOUX. *Traité de Thérap.*, t. I, p. 327.

de ces deux substances minérales, constituant un médicament si puissant dans le traitement des névroses.

I. — Névroses généralisées

On peut réunir sous trois chefs principaux les causes si nombreuses des névroses.

1° Névroses par appauvrissement du sang. Dans le premier paragraphe de ce chapitre, nous en avons longuement parlé, nous avons vu que lorsque le sang diminuait en quantité ou qu'il perdait de ses qualités plastiques normales, ne pouvant être le modérateur du système nerveux, celui-ci prenait une action prédominante qui se manifestait par des symptômes dont la bizarrerie se refusait à toute description. Ces phénomènes nerveux sont notablement amendés et peuvent être guéris par la médication ferrugineuse, et nous avons vu que les eaux de Sylvanès, par le fer qu'elles contiennent, rendent au sang sa plasticité normale et rétablissent l'équilibre entre le système sanguin et le système nerveux, rompu au détriment du premier.

2° Le tempérament nerveux est considéré comme une cause prédisposante très-marquée des névroses. Ne voit-on pas tous les jours des jeunes filles ne présentant d'abord que quelques symptômes d'hyperesthésie nerveuse, présenter quelque temps après, au moment de l'apparition du flux menstruel, par exemple, des phénomènes hystériques, et cela sans complication de chlorose ni d'anémie ? Ici le sang est normal, il n'a rien perdu en quantité ni en qualité, et cependant l'hystérie est manifeste; il y a une hyperesthésie du système nerveux, manque de coordination dans les actes de ce système. L'eau de Sylvanès agit avec succès dans ces cas, et cependant ces états ne comportent pas habituellement l'usage des ferrugineux. Ne peut-on pas admettre alors que c'est grâce à l'arsenic que cette coordination des fonctions nerveuses est acquise ?

3° Une lésion quelconque, l'engorgement d'un organe peut donner naissance par action réflexe à des troubles du système nerveux, à des névroses dites *réflexes*. Un catarrhe chronique, l'engorgement de l'utérus ou de ses annexes peuvent leur donner naissance. Dans ces cas, les eaux de Sylvanès sont parfaitement applicables; ici leur action est indirecte, comme les causes qui leur ont donné naissance. Si la névrose n'est que la conséquence par action réflexe de l'engorgement utérin, nous verrons dans le 3e paragraphe de ce chapitre que ces engorgements disparaissent ou sont bien diminués sous l'influence résolutive de ces eaux; on comprend alors la disparition de ces phénomènes comme conséquence forcée : *sublatâ causâ, tollitur effectus.* Pour les névroses, l'action des eaux de Sylvanès est utile, et son usage est bien souvent suivi de guérisons inespérées.

1° *Hystérie.* — Tout ce qui précède trouve une heureuse application dans le traitement des névroses généralisées. L'hystérie et ses nombreuses variétés peuvent être atténuées par les eaux minérales, mais on n'obtient

en général que des résultats assez incomplets. L'hystérie, nous dit M. Durand-Fardel est la névrose la
plus expansive à la fois, se traduisant par une série
de phénomènes caractéristiques et d'une extrême évi-
dence, et la plus concentrée, ne se manifestant que
par des phénomènes presque imperceptibles, se
laissant deviner plutôt qu'elle ne se montre en dehors. — Ses manifestations portent sur le système
nerveux de la vie de relation et sur les nerfs de la
vie organique, d'où une multitude de phénomènes
symptomatiques très-bizarres et très-différents dans
les divers cas. — Les désordres que l'on constate,
portent donc sur les mouvements, et se traduisent par
des convulsions ou des paralysies ; sur la sensibilité,
et nous trouvons alors de l'hypéresthésie, de l'anesthésie, etc., etc. — Quelquefois les viscères sont le
théâtre de ces phénomènes, qui se traduisent alors
par une perversion des sensations et des actes physiologiques des divers appareils des voies digestives,
des voies respiratoires : pneumatoses, dyspepsie, dyspnée, etc. Quelquefois c'est par des troubles intellectuels et affectifs que se manifeste cette névrose, qui
peuvent aller jusqu'à la folie. Ces divers symptômes
peuvent être les manifestations d'un état passager ou
permanent. On rencontre, en effet, de jeunes personnes
hystériques dès les premières apparitions menstruelles,
et qui ne présentent plus de crises en avançant en âge,
lorsque les fonctions utérines ont été régularisées.
D'autres, au contraire, présentent les mêmes symptômes pendant toute la période d'activité utérine. L'hystérie peut enfin être constitutionnelle.

Les causes prédisposantes sont : un tempérament nerveux , le genre de vie , l'éducation , la chlorose , l'anémie; les lésions utérines fonctionnelles ou autres, telles qu'inflammations , engorgement , etc., etc. Il est facile de comprendre , en présence d'une pareille étiologie , comment les eaux de Sylvanès, seules ou associées, d'après les cas, aux eaux minérales du Cayla, de Prugnes et même d'Andabre , peuvent heureusement modifier l'état général. On peut espérer qu'avec le fer et l'arsenic on pourra donner au sang sa plasticité normale et lui donner assez de force pour lui faire retrouver une action modératrice sur le système nerveux. — Par l'arsenic on peut espérer en même temps calmer directement l'hyperesthésie nerveuse. Ces heureux résultats peuvent être également acquis par le changement de vie du sujet , changement complet d'habitude , de nourriture, d'air , etc., etc.

2° *Chorée.* — La chorée peut encore être avantageusement traitée par les eaux de Sylvanès. Trousseau , nous l'avons déjà dit , nous donne , dans ses cliniques médicales , plusieurs observations de cette névrose guérie par l'arsenic. — M. le Dr Calvet (1) en a rapporté plusieurs cas améliorés , sinon guéris , par l'usage des eaux de Sylvanès. — Ce résultat n'a pour nous rien de surprenant. — Ne rencontre-t-on pas souvent la chorée chez de jeunes enfants dont le père ou la mère présente depuis longtemps des phénomènes de névropathie générale? N'est-elle pas également-

(1) Rapport officiel fait à l'Académie en 1851.

ment occasionnée par de violentes émotions morales ? —
N'est-ce pas, en un mot, une névrose caractérisée par
une perversion dans la sensibilité et la contractilité ?
M. Roger la considère comme une névrose de nature
rhumatismale, et l'on sait que les manifestations de
cette diathèse ayant pour siége le système nerveux
sont heureusement traitées par les eaux arsenicales de
Sylvanès. — Ici c'est grâce à l'action directe, régulatrice des fonctions du système nerveux, due à l'arsenic
que l'on obtient cet heureux résultat, en même temps
que le fer par son action indirecte lui vient en aide.

II. — Névroses localisées

Cette action bienfaisante des eaux de Sylvanès,
manifeste dans les névroses généralisées, se fait également sentir contre celles qui sont localisées sur un
organe ou un appareil. Nous avons déjà vu Caucanas
les préconiser dans ces cas ; avant lui le Dr Malrieu
les avait également vantées, et depuis lors les rares
médecins qui ont étudié l'action des eaux de Sylvanès
leur ont reconnu une grande efficacité dans ces diverses
maladies. Dans les névropathies générales, ces eaux
jouissent d'une réputation méritée : ces états morbides
sont ordinairement sous l'influence d'une chloro-anémie
plus ou moins avancée. Qu'y a-t-il donc d'étonnant
dans ces cas que ces eaux, qui sont, comme nous l'avons
déjà vu, toniques reconstituantes par le fer qu'elles
contiennent, ne combattent pas avec succès l'état mor-

bide sous la dépendance duquel se trouvent ces manifestations nerveuses ? Qu'y a-t-il également d'étonnant que l'arsenic uni au fer, en agissant aussi comme tonique et comme névrosthénique, ne vienne corroborer la guérison ? La théorie et la clinique se trouvent parfaitement d'accord et les observations que nous donnons plus loin ne tarderont pas à le prouver. Dans le nervosisme, névrose pour ainsi dire généralisée, qui résulte ordinairement de l'action de toutes les causes débilitantes, telles que nourriture insuffisante, excès de travail, excès vénériens, tempérament lymphatique, menstruation trop abondante, allaitement prolongé, convalescence de longues maladies, etc., etc., les eaux de Sylvanès sont on ne peut pas plus utiles. Au bout de quelques jours de traitement par ces eaux minérales, on voit les forces revenir; avec l'appétit, les fonctions digestives reprennent plus d'énergie, apparaît alors un sommeil réparateur, la joie et la gaîté reviennent, et cette indifférence avec laquelle le malade acceptait tout ce qui se passait autour de lui, disparaît peu à peu. Le malade recherche la société, qu'il fuyait au commencement de sa cure, il semble renaître à la vie. Les baigneurs qui sont avec lui sont les premiers à s'apercevoir du changement radical qui vient de s'accomplir, et sont les premiers aussi à l'engager à persévérer dans cette voie, lorsque le malade parle de départ au premier signe d'amélioration.

Asthme. — Quelle que soit la théorie que l'on admette sur la nature de l'asthme, cette névrose de l'appareil respiratoire peut être avantageusement traitée par les eaux minérales de Sylvanès, comme toutes les autres névroses, généralisées ou non.

Que l'on soit partisan de la théorie de Beau, qui n'admet pas l'asthme sans catarrhe bronchique ou pulmonaire chronique antérieur, sous l'influence de la légère stimulation de ces eaux et de leur action résolutive, nous verrons, dans le troisième paragraphe de ce chapitre, les catarrhes chroniques être avantageusement traités et même guéris. On comprendra sans peine que si la cause disparaît ou diminue d'intensité, l'effet doive suivre la même marche décroissante. — Si l'on admet la théorie de Trousseau, qui regardait l'asthme comme une manifestation de la diathèse herpétique, par exemple, on comprendra que l'arsenic, regardé à juste titre comme le spécifique de cette affection constitutionnelle, donnera aux eaux qui le contiennent, ces vertus curatives appropriées aux manifestations de cet état morbide. — L'arsenic, on le sait, est préconisé contre les affections des organes respiratoires caractérisées par un trouble, une gêne dans l'acte de la respiration. — Ce médicament était employé déjà par Dioscoride (1) en fumigations pour

(1) GRANCHER. — Thèse d'agrégation, Paris 1875. — *De la médication tonique.*

combattre l'asthme, et tout le monde connaît l'habitude qu'ont les habitants de certaines contrées de l'Allemagne et de la basse Autriche (1), de manger de l'arsenic pour avoir le teint frais avec un certain embompoint et surtout, d'après leur expression, pour se rendre plus *volatils* pendant la marche ascendante. — Les maquignons ont également l'habitude de faire manger un peu d'arsenic aux chevaux qui doivent fournir une course longue et rapide. — Or, mettant à profit ces observations, nous dit Trousseau, des médecins se sont demandé si cette influence singulière et toute spéciale de l'arsenic sur les fonctions de la respiration ne pourrait pas être utilisée pour combattre certains troubles de ces fonctions. — Guidé par ces indices, le Dr Kœpl, un des premiers, eut l'idée d'essayer la liqueur de Fowler ; après lui Trousseau employa l'arséniate de soude, et c'est toujours avec succès qu'il l'a fait. — Depuis, tous les médecins se trouvent très-bien de l'emploi de ce médicament contre les accès d'asthme. — Il agit comme anti-herpétique si les accès sont sous la dépendance de cette diathèse, en même temps qu'il est sédatif et régulateur du système nerveux.

Si l'on considère, enfin, l'asthme comme une simple névrose localisée sur l'appreil respiratoire, comme une conséquence d'une perversion nerveuse survenue à la suite d'une violente émotion morale, ou bien comme étant produit par action réflexe, l'irritation ayant son

(1) TROUSSEAU. *Cliniques médicales*, t. ıı, p. 408.

point de départ dans les organes de la digestion ou de la génération, l'eau de Sylvanès par ses propriétés sédatives et névrosthéniques trouvera encore une heureuse application. — La théorie se trouve encore ici d'accord avec la pratique. Dans son rapport à l'Académie, 1850, M. le Dr Calvet signale trois cas d'asthme traités à Sylvanès qui furent sensiblement améliorés. L'oppression et la dyspnée furent moins intenses et les accès apparurent à de plus longs intervalles. — L'analyse a depuis quelque temps constaté la présence de l'arsenic dans les eaux de Sylvanès, mais depuis rien n'a été fait ou du moins rendu public, pour constater les bons effets obtenus par ces eaux. Ce n'est point la seule source arsenicale connue, mais c'est peut-être la seule dont on n'a pas étudié d'une manière sérieuse les effets thérapeutiques au point de vue de ce puissant médicament. Aussi y a-t-il peu de baigneurs pour des affections des voies respiratoires. C'est au Mont-Dore que ces malades se rendent en général ; cependant les eaux de Sylvanès ont une bien grande analogie de composition avec les sources du Puy-de-Dôme, toutes deux sont légèrement ferrugineuses bicarbonatées et surtout arsenicales.

2° SUR L'APPAREIL DIGESTIF

Gastralgie. — *Entéralgie.* — Tout ce que nous avons dit à propos de la dyspepsie chlorotique, nous dispensera d'entrer dans de longs détails sur la gastralgie et l'entéralgie ; nous nous exposerions à des redites inutiles et fatigantes pour le lecteur. La gastralgie et l'entéralgie sont des névroses douloureuses de l'estomac et de l'intestin, qui naissent sous l'influence de causes diverses. Tandis que la dyspepsie naît sous l'influence des causes débilitantes en général, ces névroses peuvent être la conséquence d'une trop grande excitation, d'une irritation stomacale provenant d'une alimentation trop succulente, trop épicée; elles peuvent, comme la dyspesie, survenir à la suite des causes débilitantes. — Quoi qu'il en soit, elles sont caractérisées par une perversion de la sensibilité, une hypéresthésie du système nerveux de l'estomac et de l'intestin. — Les digestions sont pénibles, douloureuses, quelquefois compliquées de vomissement, de diarrhée, et presque toujours de crampes, de douleurs stomacales et intestinales ou coliques. Ces douleurs nerveuses, capricieuses et bizarres dans leurs manifestations, accompagnent l'ingestion de certains aliments et sont au contraire calmées par l'ingestion de certains autres. Les causes morales et affectives, un état diathésique ou constitutionnel peuvent leur donner naissance ou en activer le développement. On les rencontre souvent chez des sujets herpétiques, rhumatisants; chez des femmes aménorrhéiques, leucorrhéiques ou atteintes de métrite chronique, chez des jeunes filles chlorotiques; on peut encore ajouter à ces diverses causes l'anémie consécutive à de grandes pertes de sang. — La conséquence la plus habituelle de ces névroses est une nutrition incomplète, qui peut conduire à la chloro-anémie. Le sang perd sa plasticité normale, et le système nerveux présente des symptômes bizarres par la rupture survenue dans l'équilibre entre ces deux systèmes, et c'est alors que se manifestent tout les symptômes du nervosisme.

On sait qu'en général, les préparations ferrugineuses sont contre-indiquées dans les cas d'éréthisme sanguin de l'estomac et lorsque la sensibilité de cet organe est légèrement exaltée ; on risquerait alors d'exagérer ces douleurs par la stimulation produite par les préparations martiales.

Les eaux de Sylvanès sont d'une inscontestable utilité dans ces cas, en bains et en boisson. — Lorsque ces névroses sont très-douloureuses, lorsque les crampes de l'estomac sont très-vives, et lorsque ces états morbides sont sous l'influence d'une diathèse rhumatismale ou herpétique ; lorsqu'elles ont succédé à une alimentation trop excitante, il faut se contenter de l'usage des eaux de Sylvanès. — Par l'arsenic et les sels alcalins qu'elles contiennent elles calment l'éréthisme du système nerveux, en régularisant les fonctions, en même temps que l'alimentation devient plus facile. — Lorsque ces névroses sont une conséquence d'une lésion, d'un engorgement ou d'une inflammation chronique de l'utérus ou de ses annexes, l'action résolutive de ces eaux, que nous étudierons dans le paragraphe suivant, sera très-utilement employée. — La cause disparaissant, les phénomènes nerveux réflexes disparaîtront en même temps.

Si la gastralgie et l'entéralgie sont sous la dépendance de la chlorose ou de l'anémie, on pourra asso-

cier les eaux de Prugnes, du Cayla et même d'Andabre aux eaux de Sylvanès. — C'est alors qu'il
foudra tâtonner et s'entourer de toutes les précautions
possibles ! Il faudra avoir recours à des doses essentiellement faibles et les augmenter progressivement,
au fur et à mesure que la tolérance s'établira; car on
s'exposerait sans cela à voir l'estomac et les intestins
se révolter contre l'ingestion de ces eaux minérales.
La stimulation trop vive de ces eaux pourrait aggraver
les symptômes ; et les malades, voyant les crampes
d'estomac augmenter d'intensité, refuseraient de se
soumettre plus longtemps à ce traitement minéral. —
Dans tous les cas, que le malade fasse usage de l'eau
minérale de tel ou tel établissement de la vallée de
Camarès, il devra faire toujours usage de l'eau de
Sylvanès, soit en bains, soit en boisson ; l'arsenic et la
glairine qu'elle contient agissant comme tonique reconstituant, tonique névrosthénique, et modérant
l'action trop stimulante du fer qui entre dans la composition des eaux de ces divers établissements. —
N'oublions pas non plus que la constipation, qui suit
très-souvent l'usage des préparations ferrugineuses,
est une cause d'aggravation chez les gastralgiques et
surtout chez les entéralgiques, et que l'eau de Sylvanès
peut facilement vaincre ce nouveau symptôme.

Coliques nerveuses. — Depuis déjà bien longtemps, l'action sédative de l'eau de Sylvanès est utilisée
avec succès contre les coliques. Caucanas leur consacre
un chapitre spécial sous le titre suivant : « De l'usage

des bains de Sylvanès dans les coliques rebelles, su-
jettes à des retours. » — Depuis lors, bon nombre de
baigneurs ont trouvé le calme et la guérison après un
traitement suivi auprès de cet établissement thermal. —
M. le Dr Calvet, dans son rapport présenté à l'Académie de Médecine en 1850, en relate plusieurs cas,
dont quelques-uns suivis de guérison, et d'autres
d'amélioration notable. — Enfin, M. le Dr Lavergne,
dans son article publié dans la *Revue Médicale* de
Castres en 1869, nous en donne une observation très-
détaillée, dans laquelle l'action sédative de l'eau de
Sylvanès est manifeste. — Après deux saisons passées
auprès de cet établissement thermal, nous dit-il, la
guérison fut complète et ne s'est point démentie jusqu'ici. — Les eaux de Sylvanès ne guérissent pas,
bien entendu, les coliques symptomatiques d'une lésion
organique de l'intestin, ni les coliques qui sont la conséquence d'une compression de ces organes par une
tumeur cancéreuse ou autre. — Elles sont cependant
fort utiles dans certains cas ; ainsi, par exemple, lorsqu'elles sont la conséquence d'ulcérations, suites d'une
entérite chronique. Sous l'influence de ces eaux prises
en bains ou en boisson à dose très-modérée, ces douleurs nerveuses peuvent être soulagées. — Par leur
action styptique et astringente, ces eaux favorisent la
cicatrisation, tandis que la glairine sert de médicament
topique et sédatif de l'élément douleur. — Dans les
cas de coliques, suites de rétention de flux hémor-
rhoïdal, les eaux de Sylvanès sont heureusement
employées. — Sous l'influence de la stimulation de ces

eaux , les veines hémorrhoïdales se gorgent de sang ;
la circulation y devient si active , qu'elles finissent par
devenir fluentes ; les eaux de Sylvanès activent l'écoulement , et l'on sait que très-souvent les coliques , dans
ces cas , sont guéries par la seule apparition de ce flux
un instant arrêté. — C'est surtout dans les coliques nerveuses ou par action réflexe que l'action de ces eaux
est manifeste. — Les coliques , dans ces cas, peuvent
être considérées comme symptomatiques d'une névropathie générale , et ne se rencontrent-elles pas surtout sur des sujets à tempérament lymphatique ou
nerveux ? Tout ce que nous avons dit, jusqu'ici,
confirme les nombreux cas de guérison. Par l'arsenic
et le fer , en reconstituant le système sanguin, les eaux
de Sylvanès ne sont-elles pas sédatives du système
nerveux , ne le calment-elles donc pas dans ses manifestations douloureuses ? L'arsenic , lui-même , n'a-t-il
pas une action hyposthénisante , une action régulatrice
directe sur le système nerveux ganglionnaire ? La
glairine ne participe-t-elle donc pas des propriétés
toniques et sédatives de ces eaux , et n'agit-elle donc
pas par son contact immédiat avec la muqueuse intestinale ? Aussi l'usage des eaux de Sylvanès est très-utile
dans le cas de coliques que l'on rencontre si souvent
chez les hystériques et chez les hypochondriaques.
Souvent, à la suite d'une digestion lente et pénible ,
les aliments séjournent pendant longtemps dans l'intestin ; sous l'influence des décompositions qui s'effec-
tuent d'une manière incomplète , des gaz se forment
en telle abondance que les intestins sont distendus

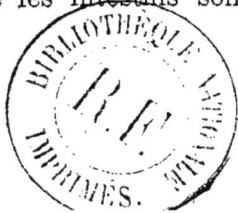

7

outre mesure. Cette pneumatose intestinale est souvent accompagnée de coliques très-douloureuses. — Grâce aux sels alcalins et à l'acide carbonique contenus dans ces eaux, les sécrétions se font en plus grande abondance, qui activent la chymification; en même temps, les mouvements péristaltiques sont excités et font cheminer plus rapidement le bol alimentaire ; l'élimination des matières excrémentielles est plus complète et plus rapide, tellement que les gaz n'ont pas le temps de se produire. Quelques bains et quelques verres d'eau pris tous les jours suffisent pour régulariser les fonctions digestives et faire cesser ces coliques flatulentes quelquefois très-pénibles.

Le rhumatisme peut envahir le système nerveux de l'intestin ; dans ce cas surviennent des coliques très-aiguës qui rendent la moindre pression abdominale insupportable, ces coliques se montrent pendant les digestions et rendent très-souvent le sommeil impossible. La crainte de ces douleurs empêche le malade de manger, car il sait que l'ingestion des aliments est toujours suivie de violentes coliques, et de là l'anémie qui suit le rhumatisme viscéral. Dans ces cas, l'eau de Sylvanès, par l'action sédative de la glairine, rend de bien grands services, surtout si, comme Bachelet, on attribue les coliques à la dyspepsie qui accompagne cet état morbide. — La thermalité de ces eaux vient aider à leur action sédative.

Dans les cas de colique suite d'un excès de bile coulant dans l'intestin, les eaux de Sylvanès peuvent être associées avec succès à l'eau d'Andabre en boisson, qui, par les sels alcalins qu'elle contient en excès, facilite la suractivité fonctionnelle de l'organe hépatique et favorise l'écoulement au dehors de la bile rendue plus liquide.

III. — Névralgies.

Les eaux de Sylvanès sont employées avec succès, dans toute espèce de névralgies, et il ne pouvait en être différemment, en considérant quelles sont les causes les plus ordinaires de ces douloureuses affections. Ne voit-on pas, en effet, l'appauvrissement du sang, la diathèse herpétique leur donner souvent naissance? Sous l'influence des eaux de Sylvanès, ces deux causes de névralgies disparaissent bien vite : le sang, en retrouvant sa plasticité sous l'influence du fer, et l'arsenic n'est-il pas, pour ainsi dire, le spécifique de la diathèse herpétique? Même succès par l'emploi de ces eaux minérales dans les cas de viscéralgies, nous en avons déjà parlé à propos des phénomènes gastralgiques et entéralgiques de la chlorose.

Contre les manifestations de la diathèse rhumatismale, les eaux sulfureuses sont employées avec succès ; mais lorsque le rhumatisme s'est fixé sur le système nerveux, les eaux de Sylvanès en bains, et surtout en bains de piscine, trouvent une heureuse application. Nous donnerons plus loin l'observation d'une névralgie rhumatismale de l'épaule droite et occupant les nerfs du plexus bracchial, guérie ou du moins bien améliorée après l'usage de quinze bains environ, pris à la source des Moines, et l'absorption de cinq à six verres d'eau de la source dite *des Petites-Eaux*, pendant les quinze jours que dura le traitement.

Les diverses manifestations rhumatismales trouvent, la plupart du temps, un soulagement marqué auprès des sources thermales sulfureuses par l'action énergique que ces eaux exercent sur la peau. Il est cependant des personnes atteintes de douleurs rhumatismales fixes ou erratiques qui ne trouvent aucun soulagement auprès de ces stations thermales ; et Malrieu et plus tard le Dr Fages citent des guérisons par les eaux de Sylvanès, dans le cas de rhumatisme musculaire chronique et même de rhumatisme articulaire aigu. Ne pourrait-on pas supposer que dans le cas où la diathèse rhumatismale est entée sur un sujet à tempérament nerveux, à constitution anémique, on pût trouver quelque soulagement à Sylvanès ? Ne peut-on pas supposer que l'état général nerveux et anémique étant amélioré, les manifestations de la diathèse rhumatismale céderaient plus facilement ? C'est aussi l'opinion de M. le Dr Lavergne. On peut se demander, dit-il, en se basant sur les observations de Malrieu, si les malades qui n'ont trouvé aucun soulagement dans les établissements des Pyrénées ou de Lamalou ne devraient pas essayer de Sylvanès ? Nous pensons même que, dans les rhumatismes compliqués ou dépendant peut-être d'un état nerveux, alors que l'affection générale le domine, l'affection localisée sur un groupe musculaire, sur une articulation ou sur un tronc nerveux, Sylvanès devrait être indiqué d'emblée.

IV. — ACTION DES EAUX DE SYLVANÈS SUR LES MALADIES CUTANÉES

La présence de l'arsenic dans les eaux de Sylvanès devrait être utilisée dans certaines maladies cutanées. Les médecins arabes, et avant eux Dioscorides, employaient l'arsenic à l'intérieur, contre les ulcères de la peau (1). Autrefois, sans pouvoir rattacher les cures que l'on en obtenait à l'arsenic, les eaux de Sylvanès étaient réputées contre les maladies de la peau caractérisées par des ulcérations, des croûtes, etc., etc. Caucanas, dans un chapitre consacré aux maladies cutanées traitées par les eaux de Sylvanès, donne succinctement une dizaine d'observations, tirées du deuxième mémoire de Malrieu ; mais ces observations ne nous donnent aucun détail sur la symptomatologie, l'étiologie et le traitement suivi auprès de ces sources thermales, elles ne nous font connaître, et encore d'une manière très-brève, que les résultats obtenus. Ces observations ne nous prouvent pas grand'chose, si ce n'est que l'on croyait alors à l'efficacité de ces eaux dans ces maladies. Aujourd'hui ne pourrait-on pas les mieux utiliser dans certains cas où l'arsenic est préconisé ?

L'arsenic, nous dit M. Bazin, dans son ouvrage sur les affections cutanées traitées par les eaux minérales, n'est pas un spécifique de la diathèse herpétique, pris dans le sens absolu du mot, parce que, dans l'immense majorité des cas, la récidive des affections cutanées a

(1) GRANCHER, *loco citato.*

lieu ; mais il doit être considéré comme tel par son action directe et indéniable sur ces affections de nature herpétique. Il l'emploie sous forme d'acide arsenieux ou bien d'arséniate de soude et de potasse ; mais dans certains cas , dit-il , je me trouve bien de remplacer ces composés arsénicaux solubles par un sel moins actif et moins soluble , l'arseniate de fer. Ce sel nous rend de bien grands services quand les affections herpétiques surviennent sur un terrain lymphatique. Plus loin , il recommande l'usage des eaux arsenicales contre ces mêmes affections. Il fait cependant une réserve : l'arséniate de fer étant peu soluble , il faut que la dose soit plus considérable que celle de l'arseniate de soude ; mais comme l'arseniate de fer , dans les eaux qui le contiennent, est rendu plus soluble par l'association des autres principes minéralisateurs , il recommande l'action de ce médicament à l'attention et à l'observation des médecins qui pratiquent auprès de ces thermes (1). Dans son traité sur les affections dartreuses en général, M. Hardy, médecin à l'hôpital Saint-Louis, nous dit également : L'action directe de l'arsenic sur la peau me paraît évidente, non-seulement par les effets thérapeutiques, mais encore par les taches grises qu'il n'est pas rare de rencontrer chez les malades qui ont fait pendant un temps assez long usage des préparations arsenicales. Plus loin , enfin, le même auteur nous montre l'utilité de l'usage de l'arsenic uni au fer , dans les cas où les maladies dartreuses sont

---

(1) Bazin. *Affections cutanées traitées par les eaux minérales*, p. 273 et suiv.

entées sur des sujets lymphatiques ou dont la contitu-
tion est considérablement détériorée.

L'eau de Sylvanès, par l'arsénite de fer qu'elle contient, ne devrait-elle pas trouver place dans le traitement des manifestations dartreuses ? Malheureusement, depuis que ce puissant médicament a été trouvé
par l'analyse au nombre des sels qui entrent dans la
composition de ces eaux, aucun ouvrage spécial n'a
paru pour en faire valoir l'importance, aussi n'est-on
point dans l'habitude de se rendre à cette station
thermale pour combattre les affections cutanées.

Les eaux de Sylvanès contiennent en suspension et
en dissolution des matières organiques qui se déposent
au fond du vase ; après quelques instants de repos,
c'est ce que les auteurs appellent des glaires ou de la
glairine ; cette matière est en assez grande abondance,
surnage en général et se présente à nous sous la forme
de matière mucilagineuse brillante et scintillante.
Dans un ruisseau dans lequel viennent se déverser
quelques filets d'une source minérale non captée, le
mélange des deux liquides ne se fait pas complètement et la matière organique surnage. Ne peut-on pas
lui attribuer l'onctuosité de ces eaux au toucher et une
partie de son action sédative ? Si l'histoire naturelle
des matières organiques, dans les eaux minérales,
réclame encore de nombreuses études, leur histoire
thérapeutique, nous font remarquer les auteurs du
Dictionnaire d'hydrologie médicale (1), est bien plus

(1) *Dictionnaire des eaux minérales et d'hydrologie médicale*,
t. II, p. 479.

incomplète encore. On est encore à se demander quelle
part ces matières prennent à l'action thérapeutique des
eaux minérales qui les contiennent. Dans l'état actuel
de nos connaissances, il n'est pas aisé de fixer leur
rôle en thérapeutique. Il est probable cependant
qu'elles procurent à ces eaux quelque chose de sédatif,
mais plutôt par simple contact que par action physiologique. Les eaux minérales qui en contiennent sont,
en général, moins excitantes que les autres et possèdent même des propriétés sédatives vis-à-vis des
dermatoses humides ou prurigineuses et vis-à-vis des
états névropathiques. C'est d'après ces mêmes auteurs
tout ce qu'on en peut dire.

Ces matières organiques paraissent être composées
en partie des substances médicamenteuses qui sont en
dissolution dans les eaux minérales, et ne pourrait-on
pas leur attribuer, pour Sylvanès, la guérison de certaines maladies articulaires que cite M. le D\r Calvet,
dans son rapport officiel à l'Académie de Médecine, en
1850 ? Un vaste champ d'expériences s'ouvre à nos
yeux, le temps seul pourra nous apprendre tout le
parti qu'on en peut tirer, mais je suis assez disposé à
croire d'ores et déjà que l'action sédative reconnue depuis si longtemps aux eaux de Sylvanès, est due à la
présence de l'arsenic et des matières organiques ou
glairine, dans les cas de névropathies et de maladies
cutanées.

Chez les personnes à tempérament nerveux très-ac-
centué, les éruptions à la peau paraissent imprimer
quelques modifications dans la sensibilité des parties

terminales des nerfs, ces éruptions sont alors accompagnées d'hyperesthésie de la peau ; les eaux de Sylvanès, en combattant la cause de la manifestation en même temps que l'éruption, calment cet éréthisme nerveux. Dans ces cas, ne peut-on pas attribuer cet heureux résultat au contact de la glairine ?

§ III

ACTION TONIQUE RÉSOLUTIVE DES EAUX DE SYLVANÈS

Sous l'influence de phlegmasies chroniques ou de congestions répétées, l'organe qui en est le siège finit par perdre la propriété de réagir avec assez de force pour se débarrasser lui-même des altérations survenues dans sa texture, ou pour se débarrasser des liquides dont son tissu est infiltré. L'engorgement persistant, l'atonie devient de plus en plus grande. Les eaux de Sylvanès sont, dans ces cas, d'une très-grande efficacité en venant au secours des forces de l'organe et résoudre l'engorgement. Le premier effet physiologique, et certainement le plus constant de tous ; qui se manifeste dès le début du traitement par les eaux de Sylvanès, soit en boisson, soit en bains, c'est une surexcitation des membranes muqueuses et du tissu glandulaire. Dans les cas de catarrhe vaginal ou utérin, l'écoulement leucorrhéique devient plus abondant ; et dans tous les cas, la peau et les reins témoignent d'une suractivité fonctionnelle très-prononcée ; la sueur et les urines sont augmentées. Cette surexcitation,

maintenue dans de bonnes limites, est le mécanisme
par lequel se fait la résolution des engorgements viscéraux ou autres. Cette propriété résolutive de ces
eaux minérales est connue depuis bien longtemps déjà,
et c'est elle qui leur a fait donner le privilége légen-
daire de rendre les femmes fécondes. Nous verrons,
par la suite, combien est utile dans certaines maladies
de l'utérus la connaissance de cette action thérapeutique, et combien elle serait utilement employée contre
certaines maladies chroniques des voies respiratoires.
Que prouve cette augmentation dans l'écoulement leucorrhéique du catarrhe vaginal, cette augmentation de
sueur et d'urine, si ce n'est que la muqueuse vaginale,
la peau et les reins, sous l'influence du traitement,
subissent une suractivité fonctionnelle ?

La composition chimique si complexe de ces eaux
minérales devait nous faire pressentir un pareil effet
physiologique ; le fer, par ses propriétés stimulantes,
toniques reconstituantes, donne aux organes une suractivité vitale ; la circulation sanguine devient plus active, plus énergique, le sang plus riche, plus plasti-
que, et cette suractivité vitale se manifeste par une
suractivité fonctionnelle proportionnée. L'arsenic a une
action équivalante et directe sur le système glandulaire, d'où l'hypersécrétion de ces organes, et de là
leur dégorgement. Le chlorure de sodium, le sulfate
de soude, les carbonates alcalins, n'ont-ils pas les
mêmes effets sur les glandes de l'intestin, sur le foie,
et n'augmentent-ils pas leurs sécrétions ? Ne sont-ils
pas spoliateurs, et par suite ne combattent-ils pas avec

efficacité les divers engorgements de ces organes ? Mais en même temps que la désobstruction de ces viscères se fait sous l'influence directe des eaux de Sylvanès, l'état général prenant plus d'énergie, la circulation générale devenant plus active, le sang plus riche, l'innervation plus régulière, les organes engorgés, subissant ces heureuses influences, reprennent plus d'énergie et plus de ton. Ils deviennent non-seulement aptes à réagir contre de nouvelles causes d'engorgement, mais encore ils luttent avec succès contre les liquides qui infiltrent leurs tissus, pour revenir à leur volume normal.

L'action résolutive des eaux de Sylvanès se fait donc : 1° en tonifiant et en excitant une activité fonctionnelle directe sur les organes engorgés ; 2° en tonifiant l'économie tout entière, qui aidera les organes à réagir avec plus de force et de succès.

I. — MALADIES DE L'UTÉRUS

Les maladies chroniques de l'appareil utérin (1) sont peut-être celles qui retentissent le plus directement sur l'ensemble de l'organisme, et en même temps celles qui subissent le plus manifestement l'influence des altérations générales dont la nutrition, la sanguification ou l'innervation peuvent se trouver atteintes. Cette opinion, admise par tous les pathologistes qui se sont occupés des maladies de cet organe, est confirmée par

(1) DURAND-FARDEL. *Maladies chroniques*, t. II, p. 402.

l'antique réputation des eaux de Sylvanès contre ces maladies.

Sylvanès a longtemps joui de la réputation de rendre les femmes fécondes, et toutes les personnes qui ont passé une saison auprès de ces thermes, connaissent la légende de la Fontaine des Miracles. C'est en faisant disparaître une des principales causes de la stérilité, telle que la métrite chronique et ses complications, que ces eaux permettent à l'utérus de reprendre ses fonctions. Du reste, tout ce que nous avons dit jusqu'à présent de l'action des eaux de Sylvanès contre les affections générales de la nutrition, de la sanguification et de l'innervation, doit déjà nous faire pressentir les bons effets de ces eaux minérales contre les maladies chroniques de l'organe utérin. Avant de poser les indications thérapeutiques que réclament ces maladies, et pour faire comprendre le mode d'action de ces eaux, il faut, je crois, jeter un coup d'œil rapide sur l'étiologie, la symptomatologie et les lésions anatomiques qui accompagnent ces diverses maladies.

MÉTRITE CHRONIQUE. — A la suite de congestions répétées, d'une inflammation aiguë passée à l'état chronique, ou sous l'influence d'un état diathésique scrofuleux, herpétique, rhumatismal, l'utérus s'engorge facilement et présente pendant longtemps les phénomènes d'une phlegmasie chronique. Ces maladies ont un grand retentissement sur l'état général, aussi les symptômes sont très-nombreux. Les uns sont généraux, tels que les troubles des fonctions digestives,

les troubles du système nerveux. Les autres sont locaux, tels que la douleur, les pertes rouges et les pertes blanches. En même temps des lésions variées, telles
que engorgements partiels ou généraux de l'utérus,
ulcérations plus ou moins grandes, granulations, viennent compléter la scène pathologique.

1° *Troubles des voies digestives.* — Ce sont
peut-être les accidents les plus fréquents qui accompagnent la métrite chronique, ils sont quelquefois si
intenses qu'ils prennent une prépondérance manifeste
et pourraient faire passer inaperçue la cause qui leur
a donné naissance. L'appétit se perd, devient capricieux, bizarre, les malades éprouvent un dégoût quelquefois invincible pour les aliments et surtout pour
la viande. Les digestions sont lentes, pénibles et accompagnées très-souvent de vomissements glaireux,
de douleurs épigastriques, de vapeurs et de sensation
de gonflement à l'estomac, qui oblige la malade à
desserrer ses vêtements après chaque repas. La langue
est en général bonne et rarement saburrale. Ces symptômes peuvent devenir très-graves, et c'est alors qu'apparaissent les phénomènes de boulimie, d'hystérie, etc.
A la digestion stomacale lente, douloureuse, quelquefois acide, succède une digestion intestinale aussi
pénible, présentant des alternatives de diarrhée et de
constipation. Ce dernier phénomène est plus commun,
l'utérus engorgé venant comprimer la partie inférieure
du tube intestinal.

2° *Troubles nerveux.* — Nous venons de voir que

par suite de l'anorexie, les malades mangent peu ; elles refusent avec obstination toute espèce d'aliment, lorsque les douleurs épigastriques deviennent très-intenses. La nutrition se trouve donc profondément troublée, car le peu que ces malades absorbent, est mal élaboré, le sang perd de sa plasticité, et l'équilibre entre le système sanguin et le système nerveux est rompu au profit du dernier. C'est alors qu'apparaissent ces phénomènes nerveux plus bizarres les uns que les autres, tous les phénomènes de l'hystérie, de l'hypochondrie, des palpitations de cœur, des névralgies, etc., etc. Ces phénomènes nerveux sont encore exagérés par les pertes sanguines qui accompagnent une certaine période de la métrite chronique. Ces symptômes ne se manifestent pas sous l'influence directe de la maladie utérine, mais bien par suite de l'ébranlement général que cette maladie imprime à tout l'organisme, et par suite surtout de l'appauvrissement du sang. Enfin, pour compléter le tableau, la respiration n'est pas très-considérablement troublée, il y a seulement un peu d'anhélation, accompagnée d'une petite toux sèche (toux utérine). La malade maigrit, perd ses forces, et son visage exprime le découragement le plus complet (facies utérin). — Après tous les détails dans lesquels nous sommes entrés en démontrant l'action tonique et l'action régulatrice du système nerveux ou névrosthénique que possèdent ces eaux, nous ne croyons pas qu'il soit nécessaire d'expliquer comment ces symptômes généraux trouvent un grand soulagement par l'usage de ces eaux ferrugineuses et arsenicales. Les fonctions digestives sont les premières à se régulariser, l'appétit se réveille, les digestions deviennent plus faciles et se font plus vite, l'état général devient plus satisfaisant, les forces augmentent, et avec elles la joie renaît avec l'espérance d'une guérison complète. Le système nerveux devient moins susceptible, il se calme de plus en plus, ses fonctions se régularisent, et la malade semble renaître à la vie.

Nous verrons plus loin que les symptômes locaux suivent la même voie, ce qui était à prévoir par l'amélioration générale, et nous verrons en même temps comment cette heureuse guérison est obtenue.

3° *Douleur*. — La métrite chronique est à peu près toujours accompagnée de douleur; cependant il faut, chez certaines femmes, la provoquer par la palpation ou le toucher vaginal pour qu'elle soit perçue ; en général, c'est le premier symptôme qui engage les malades à consulter un médecin. Elle est habituellement sourde, gravative, et suit en général le trajet des nerfs iléo-lombaires ou lombo-sacrés. Elle peut cependant s'irradier dans l'hypogastre et s'étendre dans les membres inférieurs. Sa durée n'est pas continuelle, elle est intermittente et s'exaspère à chaque retour menstruel. Je ne m'étendrai pas plus longtemps sur ce symptôme local, qui est pour notre sujet d'une importance secondaire. Étant la conséquence de l'engorgement de l'organe ou d'une inflammation chronique, elle disparaîtra avec la cause qui lui a donné naissance.

4° *Pertes rouges*. — Les fonctions menstruelles subissent de notables modifications ; elles sont quelquefois augmentées, quelquefois au contraire diminuées dans leur quantité ; elles sont aussi très-irrégulières. Dans certains cas, lorsque l'inflammation occupe surtout la muqueuse utérine, les métrorrhagies sont très-abondantes, et c'est le contraire qui arrive si cette inflammation occupe le parenchyme de l'organe, sans s'étendre sur la muqueuse. Une conséquence de ce trouble menstruel est indispensable à connaître pour bien ordonner le traitement minéral ; c'est que si la perte sanguine est très-considérable, l'économie, déjà débilitée par la métrite chronique, le sera davantage par la trop grande quantité de sang perdu, d'où, comme conséquence forcée, les phénomènes nerveux augmenteront d'intensité. D'un autre côté, plus l'économie se débilitera, plus le sang deviendra pauvre en globules, plus il perdra de sa plasticité et plus cet état anémique du sang favorisera les grandes pertes sanguines. On comprend facilement dans ces cas l'importance du traitement ferrugineux. C'est à ce point de vue que les eaux de Sylvanès peuvent rendre de très-grands services dans la métrite chronique avec métrorrhagies.

5° *Leucorrhée*. — Ces eaux minérales ont une grande efficacité contre la leucorrhée. Qu'elle soit idiopathique ou symptomatique d'un état général ou d'une lésion locale, leurs bons effets sont décisifs. Dès le début du traitement, l'écoulement augmente d'inten-

sité, mais pour diminuer peu à peu et bientôt disparaître, sous l'influence de l'action tonique et résolutive
de ces eaux. Quelles sont les causes de cet écoulement,
aussi pénibles pour les malades et qui peuvent à la
longue détériorer la santé la plus robuste ? On peut
répondre en deux mots que toutes les causes d'atonie
générale ou partielle peuvent lui donner naissance, et
parmi celles-ci sont : l'âge, le tempérament, la constitution, le climat, l'habitation et l'alimentation habituelles. Les tempéraments faibles, lymphatiques, y
prédisposent ; toutes les causes d'appauvrissement du
sang sont des causes effectives ou occasionnelles. Les
chlorotiques se trouvent dans un cercle vicieux, la
chlorose prédispose à la leucorrhée, et celle-ci, lorsqu'elle est abondante, conduit à la chlorose. Les diathèses herpétiques, scrofuleuse, par leurs manifestations locales sur l'utérus, sont causes de ces écoulements
leucorrhéiques si rebelles, et le sont également d'une
manière indirecte en affaiblissant considérablement
le sujet. Les engorgements utérins, suites de métrite
chronique, les lésions anatomiques, telles que les ulcérations, les granulations qui peuvent en être la conséquence et qui sont très-souvent sous la dépendance
des diathèses herpétique et scrofuleuse, donnent très-
souvent naissance à ces écoulements interminables qui
font le désespoir des malades et des médecins, et qui
ne disparaissent qu'avec la cause qui les a engendrés.
Dans ces différents cas, les eaux de Sylvanès trouvent
une application heureuse, et on peut le dire, en général, suivie de succès. Si nous consultons les travaux

8

des spécialistes les plus en renom, quel est le traitement qu'ils proposent ?

M. Courty a soin de répondre à cette question.

Le traitement de la leucorrhée, dit-il, dans son ouvrage très-estimé sur les maladies de l'utérus, doit presque toujours être, à la fois, général et local. Et plus loin, le même auteur nous dit : Le traitement général est beaucoup plus important qu'on ne paraît porté à le croire ; il est presque impossible de guérir une leucorrhée sans y recourir, et dans certains cas, à lui seul il est suffisant. C'est en s'appuyant sur ces données que le traitement par les eaux de Sylvanès est, dans la plupart des cas, suivi d'heureux résultats. Nous l'avons dit à plusieurs reprises, et nous ne cesserons de le répéter, ces eaux minérales, par le fer et l'arsenic qu'elles contiennent, tonifient très-énergiquement l'économie tout entière ; sous leur influence, le sang appauvri reprend sa plasticité normale ; l'acide carbonique et les alcalins qui se trouvent dans leur composition, agissant sur les fonctions digestives, les rendent plus énergiques ; l'appétit étant réveillé, les digestions plus actives, plus complètes, l'assimilation se fait beaucoup mieux, et l'atonie générale, la chlorose, se trouvent par cela même guéries. Les diathèses herpétique et scrofuleuse trouvent également dans ces eaux les médicaments les plus appropriés, ceux qui sont le plus vulgairement employés contre leurs diverses manifestations : l'arsenic et le fer. Les lésions organiques qui tendent à disparaître avec les causes qui les ont engendrées, sont très-heureusement influencées

par des injections vaginales. L'eau ferrugineuse, par
son action styptique et astringente, accélère la cicatrisation des ulcérations , et, en tonifiant la muqueuse ,
fait disparaître l'engorgement et les granulations qui
l'accompagnent.

MM. Aran , Courty , conseillent les eaux ferrugineuses dans les cas où la leucorrhée est sous la dépendance de la chlorose , en ayant le soin d'ajouter que
si la leucorrhée est sous la dépendance d'une autre diathèse , il faut chercher l'eau minérale qui contient les
médicaments les plus appropriés à cet état morbide.
Or, les eaux de Sylvanès sont ferrugineuses, alcalines , arsenicales; on voit donc qu'elles peuvent être
employées dans tous les cas de leucorrhée. La théorie
et la clinique sont complétement d'accord , nous le verrons plus loin , lorsque nous rapporterons des observations prises sur les lieux.

6° *Lésions anatomiques.* — Les eaux de Sylvanès
sont loin d'être impuissantes devant les lésions anatomiques qui accompagnent les métrites chroniques. Ces
lésions occupent la muqueuse utérine ou le parenchyme de cet organe. Dans la première période de la
maladie, elles occupent ce dernier. Elles consistent
alors en un ramollissement du parenchyme, qui devient
fongueux , saignant facilement et ayant l'aspect d'un
tissu spongieux , gorgé de liquide. Dans ces cas , l'eau
ferrugineuse en injection vaginale resserre les tissus ,
leur donne un peu plus de ton , arrête les hémorrhagies et agit comme les toniques astringents. Dans la

deuxième période, au contraire, le parenchyme devient dur, il a l'aspect d'un tissu sclérosé ; sous l'influence du même moyen balnéothérapique, la circulation devient plus active, et le tissu utérin finit par reprendre sa vitalité normale,. par suite de la suractivité fonctionnelle dont ce tissu devient alors le siége.

Les lésions anatomiques de cette maladie peuvent occuper la muqueuse utérine ; ce sont alors, sur le museau de tanche, des ulcérations plus ou moins irrégulières et qui n'ont aucune tendance à la cicatrisation spontanée. Tout annonce une atonie complète de ces tissus, et l'ulcération tend alors à s'accroître. Sous l'influence du traitement local par les eaux de Sylvanès, la cicatrisation se fait assez rapidement, l'ulcération présente une coloration d'un rouge vif, et, la vitalité étant augmentée sur les muqueuses, le travail réparateur est bien plus actif. Les granulations, qui ne sont que le produit de l'engorgement inflammatoire des glandes mucipares, subissent la même action tonique et astringente, elles diminuent bientôt de volume et disparaissent peu à peu. En même temps que cette action locale se fait sentir, l'action générale du traitement, en tonifiant l'économie tout entière, en modifiant d'une façon heureuse le terrain sur lequel est greffée la lésion locale, rend la guérison plus rapide et plus certaine.

Ces heureux résultats ne sont point obtenus au bout de quelques jours de traitement, il faut, au contraire, le continuer pendant un certain temps ; mais avec de la persévérance et l'emploi méthodique de ces eaux, on peut être assuré d'arriver à une guérison radicale.

II. — CATARRHE CHRONIQUE DES VOIES RESPIRATOIRÈS.

1° *Bronchite chronique.* — L'action physiologique des eaux de Sylvanès se faisant surtout sentir sur les muqueuses, qu'y a-t-il d'étonnant que leur usage soit utile dans tous les cas où celles-ci sont le siége d'une fluxion catarrhale? On s'en trouvera très-bien, toutes les fois qu'on les employera dans les cas de catarrhe passé à l'état chronique et au moment le plus éloigné de la dernière exacerbation, et toutes les fois que cette affection catarrhale sera compliquée d'atonie très-prononcée. Sous l'influence de l'action stimulante de ces eaux, la circulation sanguine se faisant avec plus d'énergie, en même temps que le sang est plus riche en fer et en globules rouges, la muqueuse sera le siége d'une suractivité vitale, l'affection passera à l'état subaigu, condition éminemment favorable pour arriver plus promptement à la guérison. Ces eaux agissent alors comme les médicaments substitutifs. — La glairine, qui se trouve en grande quantité dans ces eaux, modère leur action stimulante, en même temps qu'elle a une action sédative très-prononcée sur le système nerveux de l'organe affecté.

Dans les cas de catarrhe chronique des bronches, sous l'influence de quelques bains de·piscine, le malade, étant plongé dans une atmosphère de vapeur surchargée de sels minéralisateurs, verra l'expec-

toration devenir plus abondante, plus facile ; en même
temps l'excitation à la peau causée par l'immersion
dans l'eau thermale servira de révulsif aux mouvements
fluxionnaires qui se portent sur l'arbre bronchique.
Dans son rapport à l'Académie en 1850, M. le
Dr Calvet en donne quelques observations. M. le
Dr Lavergne nous dit, dans son article sur les eaux de
Sylvanès, avoir été plusieurs fois témoin de pareils
faits.

2° *Bronchorrhée.* — Dans les cas de bronchorrhée,
les eaux de Sylvanès peuvent rendre de bien grands
services ; les symptômes de cette affection morbide sont
une expectoration très-considérable pouvant aller jusqu'à plusieurs litres de matières filantes, puriformes,
non aérées, dans les 24 heures. — En même temps la
respiration est pénible, il y a de la dyspnée, d'autant
moins intense que l'expectoration est plus facile.
L'appétit se perd, la langue se recouvre d'un enduit
blanchâtre, épais, muqueux ; les secrétions en général
se tarissent, la peau devient sèche et rugueuse. Les
fonctions digestives se ralentissent et la constipation
est habituelle. Par la déperdition considérable résul-
tant de cette expectoration exagérée, par la perte de
l'appétit et par les difficultés de la digestion, les malades maigrissent, sont couverts d'abondantes sueurs
pendant leur sommeil et tombent enfin dans le marasme
le plus complet. Cette affection morbide présente,
comme on le voit, des points de ressemblance avec la
phthisie pulmonaire. — Elle était autrefois appelée

phthisie pituiteuse, et *phthisie catarrhale* (Beau). Ne serait-ce pas ces cas traités avec succès par les eaux de Sylvanès dont Caucanas, dans son traité, nous donne les observations sous le nom de *phthisie tuberculeuse ?* A cette époque, les moyens d'investigation n'étaient pas aussi complets qu'aujourd'hui, et cette supposition n'a rien qui nous répugne. Quoi qu'il en soit, à cette époque les eaux de Sylvanès avaient une grande réputation pour guérir ces maladies chroniques des voies respiratoires. — Parmi les observations de Caucanas, s'en trouve une qui a donné lieu à une consultation avec Portal, médecin de Paris, qui recommande à sa malade l'usage des eaux minérales de cet établissement aussi longtemps qu'elle pourra rester à Sylvanès. — Après deux ou trois saisons, la malade fut complétement guérie, au dire de Caucanas. — L'action thérapeutique de ces eaux minérales répond du reste très-bien aux diverses indications fournies par l'état morbide. Que voyons-nous en effet ? D'abord un état de consomption, de phthisie plus ou moins avancé, causé d'une part par une déperdition considérable et incessante, et d'un autre côté par une diminution dans l'activité des fonctions de la digestion et de l'assimilation. Les eaux de Sylvanès réveillent ces diverses fonctions par leur légère stimulation produite par le fer, l'arsenic, l'acide carbonique ; l'appétit revient, les fonctions de l'estomac et de l'intestin sont plus régulières et plus énergiques. La première conséquence est l'augmentation des forces assimilatrices, la seconde est l'accroissement de la plasticité du sang, la

troisième, enfin, le rétablissement des forces radicales.
Au point de vue local, la légère stimulation produite
sur la muqueuse bronchique donne un coup de fouet à
la maladie et lui permet de passer à l'état subaigu,
condition avantageuse pour arriver à une guérison prochaine. La vitalité de la muqueuse est en même temps
modifiée, la sécrétion est plus abondante pendant les
premiers jours du traitement, mais diminue bientôt
d'intensité au fur et à mesure que l'action styptique et
astringente de ces eaux modifie la surface de sécrétion,
et que la révulsion cutanée s'oppose à la persistance
des mouvements fluxionnaires sur la muqueuse bronchique.

Ces eaux minérales, dont les effets thérapeutiques
sont, comme on vient de le voir, si avantageux dans
les cas de bronchorrhée, ne sauraient, à notre avis,
trouver une application utile dans les cas de phthisie
tuberculeuse. — La stimulation produite pourrait être
la cause de mouvements congestifs sur les poumons,
qui accéléreraient l'évolution des tubercules. Elles
sont, au contraire, très-heureusement employées dans
les cas d'engorgement des ganglions bronchiques, sur
lesquels leur action résolutive est évidente. — Dans
les cas de catarrhe pulmonaire chronique, ces eaux ont
les mêmes effets thérapeutiques que dans la bronchorrhée, elles augmentent l'expectoration dès le
début, la facilitent en général, et s'opposent en même
temps à la consomption et au marasme par leur action
reconstituante.

III. — CATARRHE CHRONIQUE DES VOIES DIGESTIVES.

1° *Gastrite chronique*. — L'action stimulante des eaux minérales est rarement recherchée dans les cas de gastrite chronique , de peur de réveiller l'inflammation aiguë de l'organe. Cependant , dans certains cas , lorsque l'inflammation est passée depuis longtemps à l'état chronique , lorsque l'atonie , la torpeur de l'organe a succédé à la période d'excitation , lorsque l'économie est languissante par suite de l'anémie consécutive à une alimentation incomplète ou mal élaborée , l'eau de Sylvanès peut rendre quelques services , prise seule en bain et en boisson. On peut aussi , suivant les cas , l'associer à celle de Prugnes et même à celle d'Andabre.

Sous l'influence de cette médication prise à très-petite dose et entourée de beaucoup de précautions , on peut espérer , par la légère stimulation produite par le fer et l'acide carbonique , rendre à l'estomac son activité digestive , en même temps que les sels alcalins modifieront les sécrétions , et que la glairine modèrera l'action trop stimulante. L'arsenic , en calmant la susceptibilité nerveuse de l'estomac , agira aussi sur l'état général par ses propriétés reconstituantes. Inutile de répéter combien doivent être modérées les doses d'eau minérale à absorber tous les jours , de peur que la réaction ne dépasse le but que l'on se propose. Les bains de Sylvanès , en agissant sur la peau et sur les glandes en général , dont elles augmentent la sécrétion , auront

une puissante action dérivative, en même temps que
les lésions organiques de la muqueuse stomacale seront
heureusement modifiées par leur contact immédiat avec
ces eaux prises en boisson.

2° *Gastrorrhée.* — L'estomac, nous dit M. Durand-
Fardel, peut devenir le siége de sécrétions catarrhales
fort semblables à certaines bronchorrhées. Cet état
morbide se montre surtout, d'après Requin, chez des
sujets d'un âge mûr, en général, faibles, mous, dis-
posés aux flux séreux ou muqueux et offrant les caractères d'une constitution qu'on pourrait appeler *catarrhale*. Il peut être la conséquence de cette prédisposition
aux catarrhes, et peut être également la suite d'abus
diététiques ou une manifestation d'une diathèse, gout-
teuse ou rhumatismale.

Les personnes atteintes de cet état morbide sont
pâles ou peu colorées, présentant un état de langueur
habituel avec tendance à la morosité. Elles sont su-
jettes à des vomissements glaireux ou muqueux, surtout le matin, et quelquefois après les repas, ces mucosités filantes ou mousseuses sont rejetées par des
régurgitations. Il n'y a pas, en général, de douleur ;
mais les malades sont habituellement dyspeptiques.
Dans ces cas, les eaux de Sylvanès, associées à celles
de Prugnes, d'Andabre ou même du Cayla, peuvent
être très-utiles. Ce que je viens de dire de l'usage de
ces eaux dans le traitement de la gastrite chronique,
me dispense d'expliquer leur mode d'action dans le cas
de gastrorrhée.

3º *Entérite chronique.* — Le diagnostic de l'entérite chronique, nous dit M. Durand-Fardel (1), est loin d'être toujours facile à établir; aussi les observations relatant des guérisons de ces maladies par les eaux minérales sont peu nombreuses. En général, on ordonne les bains sulfureux, pensant que par l'excitation qu'on fait naître à la peau, en stimulant la fonction sécrétoire des glandes sudoripares, on attirera vers elle les mouvements fluxionnaires qui se portent sur l'intestin. Dans les cas d'entérite chronique, M. Durand-Fardel préconise, en général, les eaux de Vichy, tout en reconnaissant que ce qui constitue le traitement thermal de cette affection morbide, ce sont les bains, en particulier. L'eau minérale, nous dit-il, y est rarement supportée à l'intérieur, et aggrave souvent les accidents, même à faible dose. L'eau ferrugineuse de la source Lardy réussit quelquefois mieux que celle de l'Hôpital.

Dans les cas d'atonie profonde, qui accompagne l'entérite chronique, survenant après une longue maladie, si l'on veut réveiller des réactions et stimuler l'ensemble des fonctions déprimées, les eaux de Sylvanès trouvent alors une heureuse application. Par le fer et l'arsenic, elles combattent l'état anémique qui accompagne cet état morbide, l'acide carbonique agit dans le même sens, et la glairine modère les effets de cette stimulation. Les sels alcalins, que ces eaux contiennent en moins grande quantité que celles de Vichy, donnent à

(1) DURAND-FARDEL. *Traité des eaux minérales*, p. 601.

ces eaux une action directe sur les sécrétions gastro-
intestinales.

L'association des eaux de Sylvanès en bain et de
l'eau minérale d'Andabre en boisson est surtont indiquée dans ces cas. Les eaux d'Andabre sont alcalines ,
mais bien moins riches que celles de Vichy , et par
conséquent , ont une action dissolvante sur le sang bien
moins énergique ; mais elles sont plus riches en principes ferrugineux et contiennent une dose presque équi-
valente d'acide carbonique libre. On comprend dès lors
que , par l'association des eaux minérales de Sylvanès
et d'Andabre, on agira contre l'état général anémique
par le fer , l'arsenic et l'acide carbonique, et contre
l'état local par la glairine, qui modèrera l'action stimulante de ces eaux, et par les sels alcalins, qui modifieront les sécrétions. Le fer , en donnant à ces eaux des
propriétés astringentes, agira en même temps sur les
ulcérations que l'on rencontre quelquefois dans l'entérite chronique, en facilitera la cicatrisation, en même
temps qu'il s'opposera à la diarrhée chronique, qui
est un phénomène concomitant de cet état morbide.

4° *Entèrorrhèe.* — L'action résolutive des eaux de
Sylvanès est manifeste dans les cas de catarrhe chronique de l'intestin ou d'entérorrhée, ces eaux agissent ,
comme nous l'avons déjà vu , comme les médicaments
substitutifs. La circulation devient plus active et en
même temps les glandes intestinales se dégorgent par
suite de l'hypersécrétion considérable qui se fait sur la
muqueuse , sous l'influence de la stimulation causée

par ces eaux minérales. Cette hypersécrétion est très-considérable dès le début du traitement, et tend de plus en plus à disparaître au fur et à mesure que la muqueuse intestinale est modifiée dans sa vitalité. Le premier résultat de cette heureuse modification est la cicatrisation plus ou moins rapide des lésions anatomiques qui peuvent exister. L'eau minérale de Sylvanès est aussi très-bien indiquée pour combattre, dans ces cas, les causes de ces interminables affections. L'entérorrhée est souvent, en effet, sous la dépendance des diathèses scrofuleuse, herpétique et rhumatismale. Tout en combattant les symptômes locaux, ces eaux ont une action très-énergique contre les symptômes généraux, seules ou associées à celles du Cayla et de Prugnes, par l'arsenic, le fer et l'acide carbonique qu'elles contiennent.

5° *Diarrhée.* — Contre les diarrhées séreuses, sans douleur, avec affaiblissement général, nous ne connaissons pas de traitement thermal indiqué, nous dit M. Durand-Fardel. Peut-être les eaux ferrugineuses pourraient-elles être employées alors avec quelque avantage (1). — Sous l'influence d'une alimentation insuffisante ou de mauvaise qualité, le sang s'altère par suite de l'absence des principes réparateurs, les malades s'affaiblissent, ils s'anémient, et dans ces cas, si on ne vient pas enrayer les accidents par un

DURAND-FARDEL. — *Traité thérapeutique des eaux minérales,* p. 611.

traitement approprié, on les voit succomber dans une émaciation considérable. C'est dans ces cas que les eaux ferrugineuses arsenicales de Sylvanès, et celles du Cayla, lorsqu'elles sont bien supportées, peuvent rendre de grands services. — Le fer a une action *constipante* évidente, et, sous cette influence combinée à l'action qu'il a sur le sang, on voit la diarrhée diminuer en même temps que celui-ci retrouve ses éléments constitutifs. Dès le début du traitement, sous l'influence de la stimulation générale et surtout locale sur l'intestin, ce symptôme augmente d'intensité, il paraît passer à un état plus aigu. Cette recrudescence est de courte durée. Les fonctions digestives se régularisent rapidement, le sang retrouve sa plasticité normale, la circulation en général est plus active, les forces reviennent au malade, et ce symptôme fâcheux, qui augmentait l'affaiblissement général, disparaît après une saison complète. La glairine, par son contact avec la muqueuse digestive, tend également à combattre l'excès de stimulation locale de l'eau minérale par ses propriétés sédatives.

Le même effet bienfaisant des eaux de Sylvanès est manifeste dans le cas de diarrhée par action nerveuse. N'avons-nous pas pour expliquer cette heureuse action la glairine et l'arsenic, le modérateur et le régulateur du système nerveux ? Dans certains cas où le foie ne sera pas étranger à cette excitation nerveuse, cause de la diarrhée, l'association des eaux de Sylvanès, à celle d'Andabre, sera très-souvent avantageuse par les sels alcalins que cette dernière contient en abondance.

6° *Engorgement simple du foie.* — Nous appelons *engorgement du foie*, une maladie caractérisée par une augmentation de volume partielle ou totale de cet organe, sans désorganisation apparente du parenchyme hépatique et s'accompagnant, en général, de phénomènes dyspeptiques. Quelquefois, au milieu d'une bonne santé, surviennent tous les symptômes d'une hépatite aiguë, qui se manifeste par des douleurs vives dans la région du foie et à l'épigastre, avec vomissements bilieux, diarrhée, etc., etc. Ces phénomènes sont quelquefois précédés de troubles de la digestion mais, sous l'influence d'un traitement approprié, ils cèdent en général.

Quelquefois cependant, malgré le traitement, ces troubles dyspeptiques, tout en diminuant d'intensité persistent, et si on palpe la région hépatique, on constate une légère tuméfaction de l'organe, accompagnée d'un peu de douleur, exaspérée par la pression. L'organe est engorgé, augmenté de volume, et cet engorgement est, pour la première hypothèse, la conséquence de l'hépatite aiguë, passée à l'état chronique ; dans la seconde, ce n'est plus une hépatite aiguë qui a donné naissance à la maladie, la marche a été chronique d'emblée.

Dans ces différents cas, nous voyons les digestions lentes, pénibles, accompagnées de sensation de pesanteur et de douleur à l'épigastre, après chaque repas. La constipation est habituelle et alterne quelquefois avec une diarrhée glaireuse et bilieuse. La face présente une coloration subictérique. Le sommeil est mau-

vais, non réparateur et interrompu par des cauchemars ; il y a de l'abattement, de la tristesse, et le
malade tombe dans l'amaigrissement et l'hypochondrie.
Si l'état morbide n'est point traité, l'anémie augmente
avec les troubles dyspeptiques et le malade tombe
dans la cachexie avec tous ses symptômes funestes.

Quelquefois, au contraire, l'engorgement hépatique
arrive graduellement ; ainsi, par exemple, après les
fièvres intermittentes de longue durée, la tuméfaction
peut devenir très-considérable et augmente, pour ainsi
dire, après chaque accès de fièvre ; dans ce cas,
comme dans le précédent, l'engorgement hépatique
est accompagné d'ictère, de désordre fonctionnel de
l'estomac et des intestins plus ou moins prononcé et
de douleurs à l'épigastre. La santé générale subit de
graves atteintes, et si l'affection n'est point enrayée,
l'amaigrissement est rapide, l'anémie devient considérable, et des infiltrations séreuses annoncent la cachexie.

Quelquefois enfin, à la suite de phénomènes dyspeptiques chroniques, on rencontre chez certaines personnes un léger engorgement du foie ; il est peu prononcé, il échappe à un examen superficiel, il n'est
révélé quelquefois que par l'exagération de la douleur
produite par la palpation. Ces engorgements peuvent
durer très-longtemps sans altérer la santé ; ils peuvent cependant devenir très-considérables.

Les causes de ces engorgements sont peu connues,
d'après M. Durand-Fardel ; ils ne reconnaissent pas,
d'après cet auteur, des causes spéciales ; les diathèses

n'ont aucune influence directe sur eux , on en rencontre cependant certains cas chez des rhumatisants, chez des individus lymphatiques ou névropathiques , chez quelques goutteux , mais surtout chez des sujets atteints de gravelle urique. Chose remarquable ! le tempérament bilieux , d'après le même auteur , n'est pas une prédisposition à cette affection. Ce sont les troubles de la circulation abdominale , qui , d'après ce savant hydrologue , prédisposent le plus à l'engorgement simple du foie.

Il est probable , dit-il , que ces engorgements hépatiques ne sont , pour la plupart au moins , autre chose qu'un effet des troubles subis par la circulation veineuse , dont la veine-porte est le représentant capital, afférente aux fonctions digestives (1). La conséquence de ces troubles circulatoires est une hypérémie ou congestion de l'organe qui amène l'hypertrophie et quelquefois l'induration du foie. Sous l'influence d'un traitement approprié, cette congestion est susceptible de résolution, et rien ne s'oppose à ce que l'hypertrophie qui en est la conséquence, ne subisse également un travail de retour à l'état normal.

Ce qui caractérise les maladies qui nous occupent , c'est un trouble plus ou moins prononcé dans les fonctions digestives , c'est un trouble dyspeptique ; viennent ensuite les symptômes d'anémie , plus ou moins caractérisés selon la chronicité des troubles digestifs, et enfin les troubles de la circulation veineuse abdo-

(1) DURAND-FARDEL. *Traité des maladies chron.* T. II, p. 186.

minale, qui peuvent être à leur tour le point de départ de la maladie. Un autre symptôme caractéristique c'est l'atonie, la torpeur de l'organe malade, il paraît subir une congestion passive et se laisser distendre sans opposer aucune force de réaction. La sécrétion biliaire paraît subir un instant d'arrêt.

Nous pouvons donc résumer les diverses indications thérapeutiques que nous présentent les engorgements simples du foie, sous quatre chefs principaux. Il faut combattre : 1° les troubles dyspeptiques , 2° l'anémie générale, 3° l'atonie de l'organe, 4° l'état hémorrhoïdaire abdominal.

L'eau de Sylvanès , après tout ce que nous avons déjà dit, répond à ces quatre indications. Nous avons vu que, sous leur influence, l'appétit se réveille, les digestions se font mieux et plus vite , leur régularité devient parfaite ; que les troubles nerveux qui accompagnent les phénomènes dyspeptiques disparaissent grâce à l'arsenic ; que les sécrétions se régularisent par l'action des sels alcalins ; que les mouvements péristaltiques de l'estomac et de l'intestin subissent, enfin, une heureuse influence de l'acide carbonique libre que contiennent ces eaux.

L'anémie est très-heureusement traitée par le fer et l'arsenic, qui sont, comme nous l'avons déjà dit , les toniques les plus puissants ; que sous leur influence, le sang retrouvant sa plasticité normale, la circulation devient plus active , en même temps que , les digestions étant plus complètes , le malade retrouvait dans l'alimentation les matériaux nécessaires à la reconstitution de ses forces. Par la stimulation que ces eaux impriment à la circulation sanguine , les fonctions de l'organe hépatique sont surexcitées , et c'est ains qu'elles combattent avec avantage la torpeur, l'atonie du foie.

N'emploie-t-on pas, dans la pratique, des purgatifs salins , pour activer les fonctions sécrétoires des glandes abdominales , et pour déterminer sur l'intestin une fluxion dérivative de celle du foie , et en même temps pour produire une certaine stimulation de la circulation abdominale ? Cette stimulation n'est-elle pas obtenue par l'usage de l'eau de Sylvanès ? Ne voit-on pas souvent, sous son influence, l'apparition de veines hémorrhoïdales internes ? La circulation dans ces vaisseaux variqueux est quelquefois si active, que ces hémorrhoïdes deviennent fluentes. N'est-ce pas là une médication utile dans le cas d'engorgement des vaisseaux abdominaux ?

Comme il est facile de le voir , l'usage de l'eau de Sylvanès , en bains et en boisson, répond aux indications thérapeutiques fournies par les quatre symptômes caractéristiques de l'engorgement simple du foie.

7° *Calculs biliaires.* — Les calculs biliaires sont à peu près exclusivement constitués par la cholestérine et la cholepyrrhine ou matière colorante , et d'une petite quantité de chaux. Il suffit, nous dit M. Bouisson, d'un grumeau muqueux ou de matière colorante , d'une paillette de cholestérine, d'un petit caillot sanguin , ajoutons, d'après M. Durand-Fardel, d'un fragment pavimenteux pour servir de noyau ; ce noyau, tenu en suspension dans le liquide, servira de substratum à une concrétion biliaire. La formation de celle-ci sera favorisée par la stase du liquide. La vésicule biliaire, dans laquelle vient s'emmagasiner la bile, est munie de fibres contractiles peu nombreuses, dont l'action est peu énergique ; de plus, la bile, pour pénétrer dans le canal cholédoque, doit agir contre son propre poids. Ces deux conditions, désavantageuses pour la rapidité de l'excrétion biliaire, le deviennent davantage si l'action contractile de l'organe vient à diminuer sous l'influence de causes particulières, telle que l'atonie, en général. La bile se trouve donc arrêtée dans son cours, et si elle tient en suspension un de ces noyaux dont nous avons parlé plus haut, il n'y a rien d'étonnant qu'il se forme rapidement une concrétion.

On voit donc que les calculs biliaires reconnaissent pour cause : 1° une altération dans la composition de la bile ; 2° une diminution dans l'activité fonctionnelle de l'appareil excréteur.

La première conséquence de la présence de ces concrétions est une diminution dans la quantité de bile versée dans l'intestin pour aider à la digestion, en rendre les actes plus lents, plus pénibles et plus douloureux, en même temps qu'une portion de ce liquide sera résorbée et pénètrera dans le torrent circulatoire, d'où les symptômes d'ictère.

La seconde conséquence, c'est l'apparition de violentes douleurs, dites *coliques hépatiques*, toutes les fois que, par des contractions plus énergiques de l'organe , ces calculs tendront à suivre la voie ordinaire de la bile pour pénétrer dans le tube intestinal et de là être éliminés. Les indications thérapeutiques sont donc : 1° modifier la bile et lui rendre ses propriétés normales ; 2° exciter l'activité fonctionnelle de l'appareil excréteur.

Contre ces concrétions , on a imaginé la médication lithotriptique ou dissolvante ; on a cherché à fondre les calculs formés dans la vésicule biliaire. Illusion thérapeutique qu'avaient fait naître les progrès de la chimie moderne et qui s'est vite évanouie devant les faits !

On a préconisé le traitement par les eaux alcalines , les bicarbonatées sodiques surtout , pensant, d'après M. Mialhe et d'après Frérich , que ces concrétions sont dues au manque d'alcalinité de la bile. L'association de l'eau de Sylvanès en bain à l'eau d'Andabre en boisson répond aux deux indications formulées ci-dessus. Toutefois , on fera très-bien de faire boire aux malades deux ou trois verres d'eau de Sylvanès dans la journée, en même temps qu'il prendra un bain de ces eaux tous les jours , surtout si le malade est d'un tempérament nerveux irritable.

L'eau d'Andabre agit comme celle de Vichy , par ses sels alcalins; moins riche qu'elle en bicarbonate de soude , elle présente moins de dangers dans son application , n'augmente pas l'anémie concomitante ; de plus elle est légèrement purgative , condition éminemment avantageuse qui fait considérer les eaux de Karlsbad comme supérieures à celles de Vichy.

L'eau de Sylvanès répond à la même indication, par la stimulation légère qu'elle fait naître. Sous son influence, la circulation veineuse abdominale devient plus active et l'appareil hépatique subit une suractivité vitale qui se traduit par une suractivité fonctionnelle de l'appareil excréteur.

La présence de ces calculs occasionne quelquefois des engorgements de l'organe par l'obstacle qu'ils apportent à la libre progression de la bile et à la circulation profonde. Lorsque l'engorgement est simple, qu'il n'est accompagné d'aucune lésion organique, la guérison peut être obtenue par l'usage de ces eaux minérales ; il n'en sera pas de même si la présence de ces corps étrangers a donné naissance à une violente inflammation qui a fait subir à l'organe de graves lésions matérielles.

Lorsque ces calculs sont peu volumineux, ils peuvent suivre quelquefois le cours normal de la bile sans donner naissance à des troubles considérables de la digestion et sans amener de violentes douleurs ; dans le cas contraire, l'expulsion de ces calculs est accompagnée de violentes coliques. Les eaux de Sylvanès et d'Andabre, en s'opposant à la formation de ces concrétions, éloignent les crises douloureuses et, par leur usage fréquent, s'opposent à ces violents accès de coliques.

Pour que le traitement des calculs biliaires et des symptômes concomitants par l'usage de ces eaux minérales soit suivi de succès, il faut : 1° que le malade ne se soumette à leur action thérapeutique qu'aux épo-

ques les plus éloignées du dernier accès de colique ;
2° que le traitement soit longtemps continué et suivi
pendant plusieurs saisons.

IV. — Catarrhe chronique des voies génito-urinaires

Catarrhe des voies génito-urinaires. — L'eau de
Sylvanès en bain et en boisson rend de grands services
dans les cas de catarrhe de la vessie et de l'urèthre.
M. le Dr Lavergne a vu , sous son influence, une
blennorrhée passer à l'état subaigu et être considérablement améliorée , sinon guérie. Dans le cas de
catarrhe de la vessie chez un sujet affaibli, anémique ,
à digestions languissantes , comme il s'en trouve
beaucoup , M. Durand-Fardel recommande l'usage des
eaux de Vichy pour restaurer les forces radicales en
rétablissant l'intégrité des fonctions digestives, et conseille ensuite une saison à Contrexeville. — Les eaux
de Sylvanès ne conviendront-elles pas mieux que les
eaux de Vichy ? Ne sont-elles pas plus reconstituantes
par le fer et l'arsenic qu'elles contiennent ? Elles sont
moins riches en sels alcalins, aussi il y a moins à craindre
de leur action dissolvante sur le sang ; et si l'atonie
est très-considérable, l'usage de l'eau de Sylvanès
pourra rendre de grands services par leur légère stimulation.
    Contre le catarrhe vaginal passé à l'état chronique ,
ces eaux sont héroïques , elles augmentent la sécrétion muqueuse dès le début du traitement, mais on la

voit bientôt cesser avec tous les symptômes concomitants ; nous l'avons du reste déjà vu , en traitant
de la métrite chronique et de la leucorrhée. Ici l'action
de la glairine est très-importante par son contact immédiat avec la muqueuse malade , dont elle modère
d'une manière très-sensible l'excitation causée par
l'eau minérale.

Néphrite chronique. — Caucanas consacre un chapitre à la néphrite chronique traitée par les eaux de
Sylvanès associées à l'eau d'Andabre, il nous en donne
une observation assez détaillée , dans laquelle il nous
prouve l'utilité de l'association des eaux minérales de
ces deux établissements. — Depuis cette époque, aucun
travail n'a paru pour nous démontrer l'heureuse action
des eaux de Sylvanès contre la néphrite chronique et
la gravelle. — Il est cependant permis de croire que
lorsque , sous l'influence de congestions répétées , il
n'existe encore qu'une obstruction de l'organe sans
lésion matérielle , l'eau de Sylvanès , par son action
désobstruante , résoudra l'engorgement , comme nous
l'avons vu pour l'organe hépatique. Par leur action
diurétique , ces eaux favoriseront l'expulsion des gra-
viers , dont la présence peut seule entretenir l'engorgement du rein.

Dans les cas de néphrite suite de gravelle, vouloir
guérir la maladie en dissolvant les calculs cause du
mal , c'est , comme nous l'avons déjà dit, se livrer à une
illusion thérapeutique qui n'est plus de notre époque.
La gravelle , on peut le dire , avec M. Durand-Fardel ,

est caractérisée par un défaut d'assimilation, une diminution dans les combustions interstitielles ; les indications thérapeutiques qu'elle présente sont donc d'activer autant que possible les fonctions assimilatrices, pour que ces combustions interstitielles se fassent mieux et plus complètes. — Les eaux de Sylvanès, seules ou associées à celles d'Andabre, répondent à ces diverses indications ; elles activent les fonctions digestives, rendent le sang plus riche et la circulation plus énergique, accroissent les forces radicales, preuve évidente d'une plus grande activité d'assimilation. — Dans ces cas, on préconise les eaux de Vichy, je crois cependant que celles d'Andabre associées à celles de Sylvanès seront préférables dans les cas où la gravelle sera compliquée d'anémie et de phénomènes nerveux.

V. — Engorgements péri-articulaires

De tous les temps, les eaux de Sylvanès ont joüi de la réputation de résoudre les engorgements péri-articulaires, accompagnés de raideur de l'articulation, survenant après un repos prolongé par suite d'une fracture ou d'une luxation, ou bien simplement à la suite de fluxions rhumatismales répétées. Caucanas nous donne plusieurs observations d'engorgements péri-articulaires guéris à la suite de douches et de boues minérales ; depuis lors, les habitants des lieux voisins de Sylvanès se trouvent très-bien, en pareil cas, de ce traitement.

Dans les engorgements péri-articulaires chez un

sujet lymphatique, scrofuleux, l'usage interne de ces
eaux, l'usage des douches ou l'appplication des boues
minérales peuvent rendre de très-grands services. —
Ce moyen thérapeutique est tombé en désuétude,
je ne sais trop pourquoi.

Malheureusement, depuis quelque temps, les malades atteints d'affections articulaires ont perdu l'habitude de se rendre auprès de ces thermes, soit qu'on
n'ait rien fait pour prouver l'utilité des eaux de Sylvanès en pareil cas ; soit que les malades préfèrent les
établissements où les distractions sont plus nombreuses.

Nous venons d'étudier l'action thérapeutique des
eaux de Sylvanès, et nous avons vu qu'on doit les considérer comme toniques reconstituantes, toniques névrosthéniques et enfin résolutives. Ces heureux effets
sont dus à l'action légèrement stimulante, substitutive,
astringente de ces eaux, et nous les avons attribués à
la présence du fer et de l'arsenic. Notre conclusion a
été la conséquence de la comparaison de l'action thérapeutique de ces deux substances médicamenteuses
avec celle de ces eaux thermales, reconnue depuis
déjà bien longtemps.

Il est toutefois bien entendu qu'il faut-tenir compte
de la présence des autres substances minéralisatrices,
et les considérer comme ayant chacune une action
adjuvante fort utile.

Les eaux de Sylanès, contiennent en effet 0^{gr} 0161

de combinaison d'acide arsenieux, de fer et de magnésie par litre. — Pourrait-on sans inconvénient
absorber dans une journée un litre de ces eaux?
Pourrait-on prendre dans les 24 heures une dose aussi
élévée de préparation arsenicale, si l'acide arsenieux
n'était point uni au fer et à la magnésie? Ces mêmes
substances, par leur action directe sur les organes de
sécrétion, ne favorisent-elles pas l'élimination de l'excès du médicament ingéré?

Il est du reste un principe, reconnu vrai par tous les
médecins hydrologues, qui dit qu'une eau minérale
n'est ce qu'elle est que par le rapprochement de tous
les principes qui la constituent. L'analyse chimique
n'a pas encore dit son dernier mot; qui sait si plus tard
on ne trouvera pas dans les eaux de Sylvanès d'autres
substances médicamenteuses pour expliquer différemment cette action thérapeutique? Il y a à peine qua-
rante ans qu'on ne soupçonnait même pas la présence
de l'arsenic dans les eaux minérales, qui peut prévoir
ce que nous réserve encore l'avenir?

En tenant compte des autres substances médicamenteuses, je crois que, vu l'état actuel de la science,
on peut, sans crainte d'erreur et jusqu'à plus ample
informé, attribuer au fer et à l'arsenic contenus dans
l'eau de Sylvanès leur action prédominante. N'en
fait-on pas de même lorsque, pour les eaux sulfurées,
bicarbonatées sodiques, chlorurées, on attribue l'action de ces eaux minérales aux sulfures, aux bicarbonates, aux chlorures qui y dominent? Si, dans les
eaux de Sylvanès, les combinaisons ferrugineuses et

arsenicales ne prédominent pas , ne sont-elles pas
les substances médicamenteuses les plus énergiques
qu'elles contiennent ? Le chiffre des combinaisons
arsenicales n'est-il pas assez élevé pour expliquer cette
prédominance d'action sur les autres substances minéralisatrices ?

CHAPITRE VI

Traitement complexe par les eaux de Sylvanès. — Andabre. — Le
Cayla. — Prugnes.

La position topographique de Sylvanès est très-
avantageuse par sa proximité des divers établissements
minéraux qui se trouvent dans la vallée de Camarès.
Ces sources minérales, dans une foule de cas, sont
d'une incontestable utilité et complètent le traitement
thermal.

Il est bien rare que parmi les nombreux malades
qui vont à Sylvanès, il ne s'en trouve pas un grand
nombre qui doivent la guérison ou tout au moins le
soulagement de leurs maux à l'emploi combiné des
eaux de l'un ou de plusieurs de ces établissements. Ces
eaux sont d'une grande efficacité en boisson, prises le
matin à jeun ou pendant le repas.

Ces différentes eaux minérales présentent entre
elles certaines analogies ; on peut leur reconnaître un
fonds commun, mais à côté de ces points de contact,
il sera facile de reconnaître des différences entre elles,
quelquefois bien tranchées. On peut, pour ainsi dire,
les diviser, sous le rapport de leurs différences, en
deux groupes distincts : dans l'un se trouve Sylvanès,
et dans l'autre Andabre, le Cayla et Prugnes. Il n'est
pas à dire pour cela que ces trois dernières sources
minérales soient identiques. Il s'en faut de beaucoup ;

mais il y a entre elles bien plus de ressemblances par leur température et leur composition qu'avec les eaux thermales de Sylvanès.

La connaissance de ces analogies et de ces différences fera l'objet du premier paragraphe de ce chapitre , et sera pour nous d'une grande utilité , comme on le verra par la suite , lorsque nous tirerons de leur composition et de leurs actions physiologique et thérapeutique les indications qu'elles fournissent. Dans le second paragraphe, nous étudierons la spécialisation de ces différentes eaux à tel ou tel cas pathologique. Nous chercherons à donner aux praticiens qui envoient leurs malades à Sylvanès , les indications nécessaires pour compléter leur traitement thermal par l'usage de telle ou telle eau minérale. Nous donnerons dans le troisième paragraphe une règle de conduite à suivre aux baigneurs de Sylvanès. Dans le quatrième , enfin , nous étudierons la spécialisation des divers moyens balnéothérapiques.

Tout en reconnaissant l'importance des conditions hygiéniques que rencontrent les baigneurs auprès des établissements hydro-minéraux , je ne crois pas nécessaire de m'y étendre longuement , après ce que j'ai dit dans les chapitres IIe et IIIe. Je ne ferai ressortir que le bénéfice que trouvent les malades à Sylvanès , de pouvoir vivre constamment en plein air. On sait , en effet , combien est utile ce genre de vie dans le traitement des maladies qui ont pour fonds la chlorose et l'anémie.

§ 1er

ANALOGIES ET DIFFÉRENCES ENTRE LES EAUX MINÉRALES DES
DIVERS ÉTABLISSEMENTS DE LA VALLÉE DE CAMARÈS

Ces différentes eaux minérales présentent certaines
analogies, un fonds commun qu'il est bon de connaître
et qui peut, dans certains cas, être utile au point de
vue des indications thérapeutiques. Toutes contiennent
du fer, et ont mérité, par cela même, d'être mises
dans la classe des ferrugineuses.

Les eaux du Cayla contiennent plus de fer que la
plupart des eaux qui doivent à cet agent leur réputation. La source Magdeleine, la plus riche des trois
sources de la station du Cayla, renferme, par litre,
106 milligrammes de fer, tandis que les eaux de Spa
n'en contiennent que 92 milligrammes. Celles de
Hombourg 102, celles de Kissengen 59, celles de
Forges, en France, n'en contiennent que 98, celles de
Provins 76, celles de Bussang 78. Les eaux de Passy
sont les seules qui donnent à l'analyse une quantité de
fer plus grande, elles en renferment 472 milligrammes.
Les sources minérales de Prugnes, d'Andabre et de
Sylvanès en contiennent moins que celles du Cayla,
et la quantité de fer qu'elles contiennent est plus que
suffisante pour expliquer l'action stimulante, tonique
reconstituante que nous avons trouvée au nombre des
propriétés thérapeutiques de l'eau de Sylvanès.

Ces diverses sources minérales renferment toutes

des sels alcalins, en assez grande abondance pour avoir
permis aux médecins hydrologues de ranger ces diverses eaux dans la section des bicarbonatées de la
classe des ferrugineuses. La quantité de ces sels alcalins varie de l'une à l'autre ; c'est ainsi que si le Cayla
est la source la plus riche en fer , Andabre est la plus
chargée en combinaisons alcalines ; Sylvanès d'abord ,
Prugnes et le Cayla viennent ensuite.

Pour l'acide carbonique libre , elles en contiennent
toutes plus ou moins : Prugnes et la source la Princesse , au Cayla , en contiennent jusqu'à un litre et
demi par litre d'eau minérale ; Andabre en a jusqu'à
1 litre 13 c. par 1,000 grammes d'eau minérale ou
par litre ; Sylvanès en contient également ; nous l'a-
vons vu à propos de l'action stimulante de ces eaux
sur les fibres musculaires du tube digestif.

Comme on le voit , d'une manière générale, les différentes sources de ces divers établissements présentent
des analogies de composition : toutes contiennent des
sels de soude , de chaux , de magnésie , des sels de fer
et de l'acide carbonique libre ; il n'y a de différence
que dans le grouppement et la quantité de ces sels, qui
donnent à ces eaux des propriétés diverses répondant
à des indications différentes.

C'est ainsi que l'une , le Cayla , agissant principale-
ment par le fer , qui y est en plus grande quantité que
tout autre substance minérale , est plus appropriée au
traitement de la chlorose , de l'anémie , bien entendu,
lorsqu'elle est bien supportée et bien digérée ; qu'une
autre (Andabre), agissant par les sels alcalins que ces

eaux contiennent en abondance, trouve un emploi utile toutes les fois qu'il faut combattre une affection caractérisée par un excès d'acide urique, etc., etc.

A côté de cette analogie de composition générale, nous trouvons cependant des différences assez tranchées ; la première est dans la température. Les eaux d'Andabre, du Cayla, de Prugnes, atteignent 10° centigrades environ ; celles de Sylvanès possèdent, au contraire, une température qui varie, d'après les trois sources que nous trouvons à cette station thermale, entre 31° et 36° centigrades.

Dans la composition chimique nous trouvons également ment des différences ; on peut dire que les eaux du Cayla sont surtout ferrugineuses, la quantité des sels de fer l'emportant d'une manière très-considérable sur la quantité des sels alcalins; que l'eau minérale d'Andabre est surtout alcaline, la quantité des carbonates dépassant de beaucoup la quantité des sels de fer ; que les eaux de Prugnes sont également alcalines et ferrugineuses, mais surtout gazeuses, la quantité d'acide carbonique étant très-considérable.

Sylvanès présente dans sa composition une différence dont l'importance est capitale pour la pratique : ces eaux contiennent plus ou moins de fer, plus ou moins de sels alcalins que ses voisines ; mais de plus qu'elles, elles contiennent de l'arsenic sous forme d'arsenite de fer et de magnésie, et à la dose 0^{gr},0161 ou 16 milligr^{es} par litre ; ce qui est une dose bien considérable. On peut même dire que, parmi les eaux arsenicales connues, Sylvanès occupe un des premiers rangs.

M. le professeur Girbal, étonné d'une dose aussi
considérable, a soin de nous rassurer sur les effets
toxiques qu'on pourrait en redouter, et il nous dit, dans
sa monographie sur les eaux minérales d'Andabre :
A Sylvanès, l'acide arsenieux est uni à l'oxyde de fer
et à la magnésie, qui diminuent, on le sait, l'énergique
action de cet acide. Ajoutons, nous dit-il, que ces
eaux, employées de temps immémorial, n'ont jamais
produit le plus léger accident toxique qu'on puisse leur
imputer.

Nous avons vu, au contraire, plus haut l'importance de cette combinaison arsenicale ; nous déplorons
seulement qu'aucun travail spécial n'ait mis en
lumière une propriété si importante dans une foule de
maladies.

D'après ce qui précède, malgré les analogies de
composition, on peut mettre les différentes eaux minérales de la vallée de Camarès dans la grande classe
des eaux ferrugineuses, mais bien entendu dans diverses sections. C'est ainsi que nous croyons que les
eaux du Cayla doivent être regardées comme essentiellement ferrugineuses à forte minéralisation ; les
eaux d'Andabre et de Prugnes, dans la classe des
alcalines gazeuses et légèrement ferrugineuses ; les
eaux de Sylvanès, dans la classe des ferrugineuses
arsenicales.

§ II

ANALYSE DES EAUX MINÉRALES DES DIVERS ÉTABLISSEMENTS DE LA
VALLÉE. — TRAITEMENT PAR LEUR ASSOCIATION

De l'étude détaillée des analogies et des différences
que présentent entre elles les sources de la vallée de
Camarès, il résulte que ces diverses eaux minérales
ont un fonds commun de composition ; mais que, par la
prépondérance de telle ou telle combinaison chimique,
ces eaux minérales ont des propriétés qui les différen-
cient les unes des autres. Nous avons vu que toutes
contiennent du fer, de l'acide carbonique et des sels
alcalins en plus ou moins grande quantité, voilà le
fonds commun ; mais la différence dans la quantité du
fer, de l'acide carbonique et des sels alcalins qui
entrent dans leur composition, donne à ces différentes
eaux minérales des caractères propres, répondant à
des indications thérapeutiques particulières. Nous
avons vu que les eaux du Cayla étaient essentiellement
ferrugineuses, que les eaux d'Andabre étaient surtout
alcalines, et que celles de Prugnes, participant de la
composition des deux précédentes, étaient surtout
gazeuses. Il est facile de voir que l'emploi de l'une de
ces eaux minérales présente des avantages ou des
inconvénients, selon les indications fournies.

Presque toutes les maladies chroniques, nous dit
Caucanas, qui appellent tant de malades aux bains,
présentent des complications et des nuances infiniment
variées soit dans leurs causes, soit dans leurs effets.

Le tempérament, l'âge, le sexe, la manière de vivre, les habitudes, les passions et l'état moral sont autant de sources d'où découlent les nombreuses variations que l'on remarque non-seulement chez les différents sujets atteints de la même affection, mais encore dans les diverses périodes des maladies individuelles. Il résulte de là que les différents moyens curatifs employés ne sont pas toujours les mêmes, et qu'il faut leur faire subir des modifications en rapport avec le sujet, les causes et les complications. — Dans le traitement des maladies chroniques par les eaux minérales, il est souvent utile d'employer, avec les bains des eaux thermales, la boisson des eaux minérales froides (Caucanas) ; mais à combien d'inconvénients les malades ne sont-ils pas exposés par l'éloignement et la dispersion de ces eaux. Frappé de l'utilité et de la proximité l'une de l'autre des sources minérales de la vallée de Camarès, Caucanas, dans le passage suivant, nous en fait ressortir la grande importance :

« La nature, par un bienfait de la Providence, a placé à Sylvanès, presque sur les mêmes lieux, ces deux genres de secours, réunion aussi précieuse que rare, laquelle offre au médecin observateur des calculs et des combinaisons infiniment utiles pour la guérison des maladies les plus invétérées, contre lesquelles on chercherait inutilement ailleurs les mêmes avantages. »

1° *Association de l'eau de Sylvanès en bains et de l'eau d'Andabre en boisson.* — Andabre est l'établissement minéral le plus rapproché de Sylvanès ;

ses eaux sont froides et ont en moyenne une température de 10° centigrades, elles sont très-limpides
et très-agréables à boire. Elles sont très-chargées
d'acide carbonique libre, qui fait qu'elles pétillent dans
le verre selon les vents qui règnent pendant la
saison. — Lorsque le vent souffle du Nord et que la
pression barométrique est plus considérable, celle-ci
se fait sentir jusque dans les réservoirs souterrains et
force le gaz à rester en dissolution dans l'eau minérale. Lorsqu'au contraire le vent souffle du Midi, la
pression barométrique diminuant, le gaz, en vertu de
sa force d'expansion, tend à se répandre dans l'atmosphère et par conséquent à rester en moindre quantité
en dissolution dans le liquide. Ces eaux, très-riches en
sels alcalins, bicarbonate de soude surtout, contiennent également des sels de fer ; elles sont apéritives,
réveillent les fonctions du tube digestif, de l'organe
hépatique et sont diurétiques. — Nous rapportons
l'analyse chimique de ces eaux, en renvoyant le lecteur intéressé à les bien connaître au travail si estimé
de M. le professeur Girbal.

1 litre ou 1,000 grammes de cette eau contient :
Gaz acide carbonique libre, 1 litre 138852 (un volume
un huitième).

Bicarbonate de chaux...........	0,2850
— de magnésie........	0,2345
— de protoxyde de fer..	0,0652
Silice, alumine................	0,0005
Bicarbonate de soude...........	1,8288
	2,4140

D'autre part....	2,4140
Chlorure de sodium............	0,0790
— de magnésium.........	0,0150
— de calcium............	0,0150
Sulfate de soude..............	0,6998
Matière organique et perte.......	0,0200
Eau pure...................	996,7572
	1000,0000

La quantité notable de bicarbonate de soude (1^{gr} 828) que contiennent ces eaux, doit les faire ranger dans la classe des eaux alcalines, dont elles ont d'ailleurs toutes les propriétés. Elles ont sous le rapport chimique et thérapeutique une assez grande analogie avec les eaux de Vichy ; mais, comme eaux ferrugineuses, elles ne sauraient être comparées à celles du Cayla, auxquelles il est indispensable de recourir, sauf certaines contre-indications que nous poserons plus loin, toutes les fois qu'il s'agit de remédier à l'anémie, à l'appauvrissement du sang. Ces eaux fortement alcalines, comme l'indique l'analyse ci-dessus, ne peuvent convenir directement dans ces cas, puisqu'elles favorisent plutôt la dissolution du sang que l'augmentation de sa richesse et de sa plasticité (1). — Elles peuvent cependant, par leur action apéritive, contribuer au relèvement des forces, en augmentant l'appétit chez certains malades, surtout lorsque la tolé-

(1) *Etude sur les eaux minérales ferrugineuses du Cayla.* — Dr MESTRE, 1866. — p. 34.

rance pour les eaux trop riches en combinaisons ferrugineuses aura de la peine à s'établir.

Mais toutes les fois, comme nous dit le Dr Lavergne,
dans son intéressant article sur les eaux de Sylvanès,
qu'il y a nécessité d'appauvrir le sang ou de neutraliser
un excès d'acide urique, c'est à l'eau d'Andabre prise en
boisson qu'il faut avoir recours. Dans les cas de goutte,
de gravelle, lorsque la constitution est robuste, le
sang est surchargé d'acide urique, les malades se
trouvent très-bien de ces eaux minérales, moins
riches en sels alcalins que celles de Vichy, mais s'en
rapprochant par leur composition. En même temps les
malades feront usage des bains de Sylvanès, qui, dans
ces cas, secondent puissamment et d'une manière très-
efficace l'action diurétique et désobstruante de l'eau
d'Andabre. Toutes les fois que l'état saburral des premières voies vient compliquer l'état morbide pour
lequel les malades se rendent à Sylvanès, et lorsque
la constitution le permet, les eaux d'Andabre prises
en boisson le matin à jeun ou pendant les repas sont
d'une grande utilité par leur propriété apéritive. Par
l'acide carbonique et les bicarbonates alcalins dont
elles sont chargées, elles combattent ces saburres,
réveillent l'appétit, en même temps qu'elles calment
les susceptibilités de l'estomac et permettent l'usage
consécutif des eaux de Sylvanès en boisson. L'usage
combiné des eaux froides d'Andabre avec les bains
chauds de Sylvanès trouve une nouvelle indication
dans les cas d'engorgements chroniques du foie et de
suffusion biliaire, survenant à la suite de congestions

réitérées de l'organe. L'eau d'Andabre, fortement alcaline, agit sur les fonctions hépatiques, elle dégorge l'organe en rendant la sécrétion biliaire plus active et son produit plus liquide ; en même temps que les bains de Sylvanès, ayant une action générale sur le tissu glandulaire de l'organe, viennent ajouter leur action bienfaisante.

Nous verrons cependant que lorsque cet engorgement hépatique est enté sur un fonds anémique très-prononcé, ces eaux sont trop débilitantes par leur excès de bicarbonate de soude, malgré les sels de fer qu'elles contiennent ; et que l'atonie qu'elles augmentent entretient quelquefois ces engorgements, que les eaux de Sylvanès et celles du Cayla, quand elles sont bien supportées, font disparaître rapidement.

Malrieu et plus tard M. le professeur Girbal, dans sa monographie sur les eaux d'Andabre, recommandent l'association des bains de Sylvanès avec l'eau d'Andabre prise en boisson, dans les cas de rhumatisme goutteux, mais seulement chez les personnes robustes, en ayant le soin d'avoir recours à des doses modérées de ces eaux. Dans le cas contraire, les eaux de Sylvanès en bains et en boisson procurent un soulagement marqué.

L'eau minérale d'Andabre est prise en boisson. — En la consommant sur place, on évite les chances de lui voir perdre l'acide carbonique, si la bouteille est mal close. — Cependant elle se conserve très-bien, peut s'expédier au loin et peut être facilement consommée loin de l'établissement. — Elle contient, en

effet, des substances solubles dans les conditions ordinaires et en dehors de la présence de l'acide carbonique.

*2° Association de l'eau de Sylvanès en bains et de
l'eau du Cayla en boisson.* — A un kilomètre environ
d'Andabre, se trouve l'établissement minéral du Cayla.
Ses eaux sont froides, un peu louches, elles sont
essentiellement ferrugineuses, présentent au goût une
saveur styptique et astringente très-prononcée. Elles
sont, comme nous l'avons déjà dit, les plus riches en
fer, après celles de Passy ; elles exigent beaucoup de
précautions dans leur administration pour que la tolérance puisse s'établir.

Il y a au Cayla trois sources qui contiennent toutes
les mêmes éléments minéralisateurs, mais à des doses
diverses. L'une contient plus de fer, c'est la Magdeleine, mais elle contient, en revanche, moins d'acide
carbonique libre ; l'autre, la Princesse, est moins
riche en sels de fer, mais est surchargée d'acide carbonique, ce qui permet son exportation. On sait, en
effet, que l'acide carbonique maintient plus complète la
dissolution des principes minéralisateurs dans l'eau.
Vient enfin la source Rose, qui semble tenir un juste
milieu entre les deux précédentes.

Voici, du reste, l'analyse des eaux du Cayla faite
sur place par M. Limouzin-Lamothe, et à Paris, par
M. O. Henry, sur les ordres de M. le Ministre de
l'agriculture, rapportée dans le travail que M. le
Dr Mestre a publié, en 1866, sur les eaux de cette
station minérale.

	SOURCE MAGDELEINE.	SOURCE ROSE.	SOURCE PRINCESSE.
Acide carbonique libre.....	0 lit. 912	1 lit. 009	1 lit. 049
Bicarbonate de chaux..... — de magnésie...	0 gr. 360	0 gr. 348	0 gr. 271
Bicarbonate de protoxyde de fer..................	0 106	0 064	0 060
Crénate de protoxyde de fer.	sensible	sensible	plus sensible
Sulfate de soude.......... — de chaux..........	0 210	0 200	0 146
Chlorures de sodium....... — de calcium...... — de magnésium...	0 090	0 092	0 087
Sel ammoniacal...........	traces	traces	traces
Silice, alumine et matières organiques.............	0 055	0 050	0 050
Total des substances fixes...	0 gr. 821	0 gr. 754	0 gr. 614

Les éléments qui dominent dans la composition de ces eaux, sont l'acide carbonique, les bicarbonates de chaux et de magnésie et surtout les combinaisons ferrugineuses; aussi, doit-on, à notre avis, les placer dans la classe des bicarbonatées ferrugineuses et gazeuses.

L'association des bains de Sylvanès et de l'eau du Cayla en boisson trouve une heureuse application, toutes les fois qu'il faut combattre l'appauvrissement du sang, et toutes les fois qu'il faut remédier à un état de faiblesse générale, d'atonie, qui survient à la suite d'une maladie grave ou de longue durée. La dyspepsie chlorotique s'en trouve très-bien par l'excitation produite sur les organes digestifs; dans toutes les espèces d'anémie, ces eaux ferrugineuses sont très-heureusement employées; sous leur influence l'appétit et les fonctions assimilatrices étant surexcitées, l'état général devient plus satisfaisant, la circulation plus active et le sang plus riche. Les effets thérapeutiques de ces eaux minérales sont très-favorables dans les cas d'engorgement des viscères abdominaux, dans les congestions du foie, etc.

La stimulation générale produite par ces eaux ferrugineuses se communique à ces organes, dont elles surexcitent les fonctions. On se trouve également très-bien de l'usage de ces eaux dans les cas de tuméfaction du foie et de la rate consécutive à un empoisonnement miasmatique, et dans les diverses cachexies. Dans ces divers cas, il faut être bien sûr que cet état cachectique n'est pas sous la dépendance d'une lésion matérielle, soit des organes pectoraux, soit des organes abdominaux. La surexcitation que ces eaux produisent, pourrait, dans ces cas, donner naissance à une réaction fébrile qui accélèrerait la marche de l'affection chronique. Il faut, pour qu'elles soient administrées avec succès, qu'elles soient bien digérées et bien assimilées elles-mêmes.

Quoique le traitement ferrugineux soit indiqué pour combattre les maladies nerveuses en général, il faut cependant redoubler de précaution dans l'administration de ces eaux, lorsque l'état morbide est compliqué de phénomènes nerveux, tels que les crampes douloureuses de l'estomac; car la surexcitation physiologique produite sur la muqueuse stomacale augmenterait l'acuité des douleurs, et les malades se refuseraient obstinément à continuer un traitement qui leur paraîtrait plus douloureux que l'affection elle-même. Comme on le voit, l'action des eaux du Cayla vient corroborer l'action tonique et reconstituante des eaux ferrugineuses et arsenicales de Sylvanès, en même temps que ces dernières calmeront les phénomènes nerveux qui accompagnent en général les maladies caractérisées par la diminution de la plasticité du sang.

L'association des eaux de ces deux établissements est très-utile dans les cas d'anémie compliqués de constipation opiniâtre ; car le fer augmente considérablement ce dernier symptôme, que l'eau de Sylvanès, au contraire, tend à faire disparaître. Les eaux du Cayla, avec certaines substances solubles, ne contiennent le fer en dissolution que sous l'influence d'un excès d'acide carbonique ; elles se décomposent facilement quand ce gaz se dégage. Leur conservation est difficile, et leur mise en bouteille demande beaucoup de précautions. On doit cependant faire une exception pour la source la Princesse, dont l'eau se conserve mieux et plus longtemps que celle des autres sources de cette station minérale.

Pour la mise en bouteille de ces eaux et pour aider à leur conservation, il serait utile d'employer l'appareil qui sert à l'eau de seltz. On pourrait même puiser des sources les gaz qu'on n'utilise pas, et les refouler jusqu'à une pression de plusieurs atmosphères dans l'eau des expéditions.

3° *Association de l'eau de Sylvanès en bains et de l'eau de Prugnes en boisson*. — A quelques pas de l'établissement du Cayla, se trouve une source minérale qui porte le nom de Prugnes, et qui sert souvent de but de promenade aux baigneurs d'Andabre et du Cayla. Les eaux de cette source minérale sont très-fraîches et ont à peu près la même température que celles des deux établissements précédents ; elles sont limpides , mais moins cependant que celles d'Andabre. Elles sont très-gazeuses , ce qui leur donne une saveur très-agréable ; elles contiennent moins de fer que celles du Cayla et plus que celles d'Andabre et de Sylvanès ; elles ressemblent beaucoup à l'eau de seltz. Elles sont alcalines, mais moins riches en sels alcalins que celles d'Andabre, qui, comme on le voit, sont les plus riches en bicarbonate de soude de toutes les eaux minérales de la vallée de Camarès.

Nous rapportons l'analyse chimique faite par M. Limouzin-Lamothe, pharmacien à Saint-Affrique, et qui a fait l'objet d'une communication consignée dans les mémoires de la Société des Lettres, des Sciences et Arts de l'Aveyron, en 1841.

Un litre d'eau minérale contient :

Carbonate de soude....................	0^{gr} 340
Chlorhydrate de soude................	0 085
— de chaux................	0 085
Sulfate de soude.....................	0 130
Carbonate de chaux...................	0 545
— de magnésie..............	0 265
— de fer....................	0 075
Matière azotée , silice , sulfate de chaux, perte	0 035
	1^{gr} 560
Acide carbonique....................	1 lit. 56

Par les sels alcalins et surtout l'acide carbonique qu'elles contiennent, ces eaux sont apéritives, elles réveillent les fonctions digestives, soit en modifiant les sécrétions gastro-intestinales, soit en excitant les mouvements péristaltiques du tube digestif. Aussi sont-elles employées avec succès dans les cas de dyspepsie, suite d'atonie, d'inertie de la couche musculaire. Elles ont une très-heureuse action sur la chlorose et l'anémie, précisément en facilitant les fonctions digestives et en activant les fonctions assimilatrices ; elles sont donc indirectement toniques reconstituantes ; l'action tonique du fer qu'elles contiennent n'est point annihilée par l'action dissolvante sur le sang des sels alcalins. Elles sont diurétiques et trouvent une certaine opportunité d'action dans la gravelle.

Comme on le voit, elles se rapprochent par leur action de celles d'Andabre, et on les ordonne en général lorsque celles-ci ne sont pas facilement digérées. De même quelquefois, lorsque les eaux du Cayla sont utiles et que, par une idiosyncrasie spéciale, les malades ne peuvent absorber ces eaux sans éprouver de violentes crampes d'estomac, ou bien lorsque ces phénomènes nerveux existent préalablement, on se trouve bien de leur usage avant d'employer les eaux essentiellement ferrugineuses de la Magdeleine. Elles peuvent avantageusement remplacer les eaux gazeuses artificielles dans l'état de santé, lorsque, sous l'influence des fortes chaleurs, par exemple, les fonctions digestives s'exécutent avec plus de lenteur. On peut dire, en un mot, que les eaux minérales de Prugnes tiennent le milieu entre les différentes eaux de la vallée de Camarès, et peuvent être employées à préparer les estomacs débiles à l'usage des eaux d'Andabre et du Cayla, plus riches qu'elles en sels alcalins et en combinaisons ferrugineuses. Elles sont d'une très-grande utilité, lorsque les phénomènes nerveux deviennent intenses par suite de l'affaiblissement général survenant à la suite des troubles digestifs.

Chez les jeunes enfants fatigués par la dentition survenant pendant les fortes chaleurs, ces eaux minérales, prises à très-petites doses, en régularisant les fonctions digestives, font disparaître ces diarrhées si rebelles et si souvent cause de cachexie et de mort.

Comme l'eau d'Andabre, l'eau minérale de Prugnes, ne contenant que des substances solubles dans les conditions ordinaires en dehors de la présence de l'acide carbonique, se conservent très-bien et longtemps en bouteille. Cette eau ne s'emploie qu'en boisson, peut facilement s'exporter et peut rendre de très-grands services dans les pays où la température des mois de juin et de juillet rend les digestions lentes et pénibles.

§ III

RÈGLES DE CONDUITE A L'USAGE DES BAIGNEURS DE L'ÉTABLISSE-
MENT DE SYLVANÈS. — SPÉCIALISATION DE LA SOURCE. — EMPLOI
DE LA JOURNÉE. — DURÉE DU TRAITEMENT.

Nous connaissons maintenant l'action physiologique et thérapeutique des eaux minérales des divers établissements de la vallée de Camarès ; nous connaissons également les analogies et les différences que ces sources présentent entre elles ; nous avons vu que : 1° toutes les fois que le sang était pauvre et qu'il n'y avait aucune contre-indication provenant soit du système nerveux , soit d'une intolérance toute particulière , soit d'une lésion matérielle des organes pectoraux et abdominaux , c'était l'eau du Cayla qui devait être prise en boisson pour aider le traitement balnéaire par les eaux de Sylvanès ; 2° que dans la plupart des cas où ces contre-indications s'opposaient à l'usage de l'eau du Cayla , il fallait se contenter du traitement par les eaux de Sylvanès en bains et en boisson ; 3° que dans les cas, au contraire, où le sang était surchargé d'acide urique , toutes les fois qu'il fallait traiter la goutte , la gravelle, une lésion fonctionnelle de l'organe hépatique , les calculs biliaires et les dyspepsies concomitantes , c'était à l'eau d'Andabre qu'il fallait avoir recours ; 4° qu'enfin, lorsque ces différentes eaux minérales n'étaient pas supportées par les malades et toutes les fois que les fonctions digestives étaient lentes, pénibles, avec un léger état d'anémie ; toutes les fois , en un mot, que les eaux d'Andabre et du Cayla, reconnues utiles, sont cependant contre-indiquées par une ou plusieurs causes, c'était l'eau de Prugnes , comme terme moyen, qu'il fallait conseiller.

Nous avons aussi constaté que ces diverses eaux prises en boisson étaient des adjuvants fort utiles à l'action tonique névrosthénique et résolutive des eaux de Sylvanès prises en bains ou en douches. L'association de ces différentes eaux minérales étant reconnue

utile, voyons maintenant comment les baigneurs pourront se soumettre à leur usage, et posons en même
temps quelques règles pour arriver à un succès complet.

Il y a à Sylvanès trois sources principales, quoique,
en réalité, il n'y en ait que deux qui soient livrées à
l'exploitation. Il y en a une, dite la *Source des Moines*,
qui se trouve dans le bâtiment principal ; une seconde
se trouve dans le bâtiment nord, c'est la *Source des
Petites-Eaux* ; il y en a une troisième, la *Source Carrière*, dont on ne se sert pas, à tort, d'après nous,
et qui est située dans le vaste bâtiment occupé par les
propriétaires de l'établissement. C'est celle qui a le plus
grand débit ; et nous avons déjà vu l'usage que l'on
pourrait en tirer, après lui avoir fait subir quelques
réparations d'emménagement.

Ces différentes sources ont chacune une température
différente et répondent à des indications distinctes.
Faut-il négliger ces différences de température ?

Est-il indifférent de se baigner indistinctement dans
l'une ou dans l'autre de ces deux sources ? Nous ré-
pondrons par la négative. C'est là un fait ignoré, on
peut le dire, de la plupart des baigneurs et même des
médecins qui les envoient à Sylvanès. La minéralisation n'est pas identiquement la même dans les deux
sources.

Nous avons rapporté à l'arsenic les propriétés sédatives et régulatrices du système nerveux. Qu'y a-t-il
d'étonnant que la source des Moines ait une action plus
excitante, quand on sait qu'elle contient moins de
principes arsenicaux que celle des Petites-Eaux ?

A cette différence de composition, ajoutons celle de température, et nous aurons ainsi l'explication des divers modes d'action thérapeutique de ces deux sources.

N'est-il pas admis par la plupart des médecins hydrologues que les bains froids sont hyposthénisants ou hypersthénisants, selon la température de l'eau et la durée de l'immersion ; que les bains tièdes sont sédatifs ; que les bains chauds sont surtout excitants (1) ? La source des Petites-Eaux a, sans contredit, cinq degrés de moins de chaleur que celle de la source des Moines, elle ne fait point exception à cette règle. La clinique est encore d'accord avec la théorie.

On peut dire d'une manière générale que toutes les fois que l'on aura à traiter un malade anémique, à tempérament nerveux excitable, il faudra lui conseiller l'usage de la source dite *des Petites-Eaux*, et dans les cas contraires, c'est à la source des Moines qu'il faudra avoir recours, surtout lorsque l'atonie sera le symptôme prédominant.

Il est, du reste, bien difficile de fixer d'avance à quelle des deux sources il faut envoyer le malade ; c'est au médecin sur les lieux, qui connaît toutes les propriétés de ces eaux, après s'être enquis de tous les antécédents, de tous les phénomènes concomitants et de toutes les complications, à qui revient ce soin, quelquefois très-délicat. Bienheureux encore s'il n'est pas obligé de tâtonner !

Signalons, à ce propos, un abus qui, il faut en

(1) Voir *Dictionnaire des sciences médicales*. Article *Bains*.

convenir, tend à disparaître, ne serait-ce que pour en hâter la cessation complète et immédiate. — Depuis quelque temps il s'était établi un usage qui consistait à consacrer aux dames la source des Moines, et les Petites-Eaux aux hommes. Ce parcage des baigneurs est dénué de sens commun, aussi n'avons-nous cessé de protester, après M. le Dr Lavergne et M. le Dr Calvet, contre un tel usage. J'ai vu plusieurs dames, d'un tempérament nerveux très-prononcé, s'y conformer et en être fortement incommodées.

Le système nerveux était beaucoup plus exalté après quelques bains, et ces personnes, au lieu du calme qu'elles étaient venu chercher, ne trouvaient que fatigue, insomnie, exaltation de plus en plus croissante. Ces eaux ne me conviennent pas, disaient-elles, elles sont trop fortes pour mon tempérament, et se disposaient à partir. Sur mon invitation, elles consentaient à rester plusieurs jours de plus et à prendre leur bain à la source des Petites-Eaux.

Malgré leur répugnance à prendre leur bain à la source des hommes (1), quel n'était pas leur étonnement de voir le calme se rétablir, et cela au bout de quatre ou cinq jours seulement !

Ces faits sont on ne peut pas plus communs, et j'en ai été bien souvent le témoin.

---

(1) Cet usage était tellement entré dans les habitudes, que ces sources avaient changé de nom et s'appelaient, l'une *Source des dames*, l'autre *Source des hommes*, d'après le sexe auquel elles étaient destinées

Pour notre part, si l'on avait dû diviser les baigneurs d'après les sexes, et consacrer une source
minérale à chacun, je crois qu'on aurait dû faire le
contraire, et consacrer plutôt la source des Petites-
Eaux aux dames, car elles sont plus calmantes que
celles de la source des Moines. Mais, ennemi juré de
tout système en médecine, je crois qu'il ne faut rien
préjuger, et qu'il faut à chaque malade lui ordonner
telle ou telle source, en ne prenant pour guide que les
indications tirées de la maladie actuelle, des antécédents, des tempéraments et des complications, etc.

Dans les cas d'anémie ou de nervosisme compliqué de
rhumatisme, on a érigé en principe invariable, qu'il
faut à tout prix éviter les *Petites-Eaux*, à cause de
la température inférieure de quelques degrés à celle
de la source des Moines. C'est là, à mon avis, un
préjugé ; je sais très-bien que les rhumatisants doivent fuir le froid humide, qui pourrait aggraver leur
situation ; mais n'y a-t-il pas lieu de tenir compte des
tempéraments nerveux, dans les cas de rhumatisme ?
Cette affection, du reste, n'est-elle pas guérie dans
certains cas par l'hydrothérapie ?

Certaines maladies liées à des affections diathésiques
ou constitutionnelles, telles que le *rhumatisme* et la
goutte dans leurs formes chroniques ; la scrofule, le
rachitisme ne sont-ils pas généralement amendés ou
guéris par les bains froids rendus stimulants par leur
courte durée (1).

(1) *Dictionnaire des sciences médicales*. T. VIII, p. 175.

Une fois l'indication de la source minérale trouvée,
voici comment je conseille un traitement, à Sylvanès,
aux baigneurs qui ne doivent faire usage que des
eaux de cet établissement. Dans ce cas, le bain peut
être pris dans la matinée, l'heure importe peu. — Le
bain doit être en commençant, selon les indications
cependant, de 20 minutes, pour arriver progressivement à 45 minutes ; il est rare que l'on soit obligé d'en
prolonger la durée au delà. Pendant le bain, le malade
fera bien de boire en deux fois un verre de la source
des Petites-Eaux. — En sortant du bain, le malade
est en proie à un léger accès fébrile, qu'il est indispensable de respecter ; il ne faut pas le contrarier dans
ses manifestations, ni l'aggraver par une fatigue corporelle ou intellectuelle ; aussi se trouvera-t-on très-
bien, dans la grande majorité des cas, de se mettre
immédiatement après dans un lit modérément chauffé
et de se livrer à un sommeil réparateur de deux ou
trois heures, si cela est possible.

Voilà en quoi est utile la construction des apparte-
ments sur la source elle-même. Combien serait-il dan-
gereux qu'il en fût autrement ! Dans les maladies
utérines, par exemple, pour la guérison desquelles on
recommande le repos, on proscrit la marche, soit à
pied, soit en voiture, pour éviter les chocs et les sou-
bressauts ; combien il serait désavantageux si les malades en sortant du bain, en proie à un léger accès
fébrile, étaient obligées de s'exposer aux intempéries
du dehors et aux fatigues d'une course même en voiture ! Elles s'exposeraient ainsi à perdre le bénéfice

de leur traitement, et à contracter une affection
catarrhale qui pourrait entraver la médication.

Pour la boisson, j'engage les baigneurs à ne commencer que par des demi-verres, pris à une demi-
heure d'intervalle, en ayant le soin de se promener
pendant ce temps. Il ne faut jamais boire un nouveau
verre d'eau si le précédent n'est pas complétement
digéré. La quantité d'eau absorbée pendant toute la
journée peut être de 6 à 8 verres ; il n'est pas utile,
en effet, d'en absorber une plus grande quantité, car
l'estomac pourrait se fatiguer de doses plus considérables, et les fonctions digestives pourraient s'en trouver
lésées ; on pourra aussi augmenter progressivement la
dose d'eau absorbée tous les jours, en partant de
4 verres jusqu'à 8 verres, mais toujours pris en demi-
verre.

Il est bien entendu qu'il ne faut augmenter la dose
que tout autant que ces eaux sont bien digérées. Si la
constipation survient, on se trouvera bien de prendre
le bon matin, en se levant, un lavement avec ces eaux,
et si ce moyen ne suffit pas, on ajoutera dans la première verrée du matin 30 ou 40 grammes de manne,
ou de la magnésie ou du sulfate de soude. Si, au contraire, la diarrhée est la conséquence du traitement,
et si elle devient fatigante, on diminuera les doses
d'eau ingérée ; on pourra prendre dans la journée
plusieurs petits lavements de ces eaux; on fera bien aussi
de boire quelques verres de tisane aromatique, telles
que la mélisse, la menthe, etc., etc., si l'aggravation
de ce symptôme persistait. — Si l'on a à combattre

une maladie des organes génitaux chez la femme, on se trouvera très-bien des injections vaginales pendant le bain ; ce moyen est, à mon avis, préférable, dans la pluralité des cas, aux douches vaginales, qui dans certaines métrites chroniques augmentent la congestion de l'organe. — L'injection vaginale au moyen d'un hydroclyse a pour moi l'avantage d'un bain que l'on fait prendre au col de l'utérus et à la muqueuse vaginale.

Il s'est élevé naguère, au sein de la Société d'hydrologie médicale de Paris, une discussion sur l'usage des douches vaginales contre la métrite chronique, sur leur opportunité et sur les dangers qu'elles offraient lorsqu'elles étaient mal appliquées. — Plusieurs hydrologues, et du plus grand mérite, tels que MM. Durand-Fardel, Gerdy, de Puisaye, Gaudet, de Laurès, etc., etc., les ont à peu près proscrites de leur méthode thérapeutique, craignant qu'elles ne produisent une surexcitation trop considérable et par conséquent plus nuisible qu'utile. — Ils conseillent cependant de les employer dans les états très-atoniques de l'utérus et surtout quand l'état catarrhal domine, ou s'il s'agit de résoudre des engorgements indolents, et dans les cas d'aménorrhée (1). — C'est en me conformant aux préceptes de ces éminents spécialistes que je les applique à Sylvanès.

Si les baigneurs, pendant leur séjour à Sylvanès, doivent faire usage de l'eau minérale des autres éta-

---

(1) DURAND-FARDEL. *Traité thér. des eaux minérales*, p. 667.

blissements, le traitement doit être modifié de la manière suivante. Les établissements d'Andabre, du Cayla et de Prugnes sont à 4 ou 5 kilomètres environ de Sylvanès ; ces eaux minérales doivent être prises le matin et à jeun, aussi conseillons-nous à ces malades de prendre leur bain de bien grand matin, c'est-à-dire vers 4 heures environ (1) ; on peut ainsi facilement rester deux bonnes heures au moins au lit pour se reposer et laisser se dissiper le léger accès fébrile qui suit le bain, avant de prendre la voiture qui fait, tous les matins, le service entre Sylvanès et les autres établissements.

Quelque matinale que puisse paraître cette heure, c'est, à mon avis, la plus commode ; il est facile, en général, après quelques jours d'essai, si ce n'est même le premier jour, de reprendre le sommeil interrompu. Prendre le bain l'après-midi, c'est s'exposer à le prendre trop tôt avant que la digestion du déjeuner soit accomplie, et le prendre plus tard, on n'a pas le temps de se recoucher, l'on s'expose alors à des refroidissements qui, en contrariant l'accès fébrile qui suit le bain, peuvent nuire à son action thérapeutique.

Arrivé auprès de la source minérale qui lui est indiquée, le malade doit prendre l'eau minérale par demi-verre, en ayant le soin de se promener pendant les intervalles, qui doivent être au moins d'un quart

---

(1) Au fort de la saison, les bains commencent à se donner vers 3 heures du matin.

d'heure chacun, et de ne prendre une nouvelle dose que lorsque la précédente est bien digérée. — Peu à peu, au fur et à mesure que la tolérance s'établira, la dose à prendre à la fois augmentera jusqu'à devenir un verre plein. — La dose, en général, ne doit pas dépasser la valeur de 5 à 6 verres dans la matinée. — En revenant à Sylvanès, le malade fera bien d'emporter une bouteille d'eau minérale, qu'il boira pendant les deux repas, ce qui élève la dose à une dizaine de verres par jour.

Sauf certaines modifications à apporter dans le traitement par les eaux du Cayla, au point de vue des doses, ces préceptes généraux sont applicables aux eaux minérales d'Andabre et de Prugnes. Pour Andabre, je ne puis mieux faire que de rapporter un extrait du passage de la brochure si estimée de de M. le professeur Girbal sur les eaux d'Andabre, et qui a rapport au mode d'emploi de ces eaux.

« Voici les règles principales qui nous paraissent » devoir être indiquées à ceux qui ont recours, pour la » première fois, aux eaux d'Andabre : débuter par » une faible quantité, c'est-à-dire par 3, 4 ou 5 » verres au plus, qu'on prendra à la source même, » de 10 en 10 minutes, le matin et à jeun. Après » 3, 4 ou 5 jours, suivant le degré de tolérance, on » commencera à augmenter graduellement la dose, » qui sera peu à peu élevée jusqu'à 9 ou 10 verres. » Au repas du matin, on pourra encore boire 2 ou » 3 verres coupés avec un peu de vin. Les personnes » qui sont habituées à son action et qui la supportent

» fort bien, peuvent en augmenter plus vite la quan-
» tité. Nous croyons cependant qu'elles ne doivent
» jamais boire au delà de 15 à 16 verres par jour. Les
» enfants de 12 à 16 ans ne prendront que des demi-
» doses d'eau minérale, il en est de même des sujets
» nerveux, irritables, et de tous ceux qui offrent une
» impressionnabilité exagérée des voies digestives. »

Pour les eaux du Cayla, qui sont très-riches en
principes ferrugineux, je conseille aux malades qui en
font usage, de ne les boire que très-lentement, comme
on boit une tasse de café bien chaud, de manière à
laisser le temps à l'eau d'agir lentement sur la muqueuse stomacale. J'ai vu plusieurs fois de jeunes personnes être prises de violentes crampes d'estomac,
avec resserrement très-douloureux, suivies de vomissements sanguinolents, pour n'avoir pas bu ces eaux
avec la lenteur voulue, et ce même symptôme se repro-
duire pendant quelques jours, à la suite de la moindre
ingestion de ces eaux. La conséquence de ce fait était
de dégoûter ces malades d'un remède auquel elles au-
raient dû leur guérison, s'il avait été mieux administré.

Dans son travail sur les eaux du Cayla, voici comment M. le Dr Mestre conseille d'administrer ces eaux :
« Il convient, pour l'administration des eaux du Cayla,
» de tenir un compte rigoureux de l'âge du sujet, de
» son tempérament, de la susceptibilité de son esto-
» mac, etc., etc.

» Cependant, en général, il importe de commencer
» par une dose assez faible et d'augmenter graduelle-
» ment, s'il y a tolérance. Ainsi, l'on débutera par

» 2 ou 3 verres pris le matin à jeun, un verre chaque
» quart d'heure, et on aura le soin de faire un peu
» d'exercice dans chacun de ces intervalles. Au bout
» de trois ou quatre jours, le nombre des verres sera
» augmenté et porté successivement jusqu'à 8, 10 ou
» 12 verres par jour, dose qu'il est bon de ne pas
» dépasser si l'on ne veut pas fatiguer l'estomac et
» amener l'intolérance. »

Quant aux eaux minérales de Prugnes, les mêmes
préceptes leur sont applicables, on peut en boire dans
la matinée 5 ou 6 verres. Quel que soit l'établissement
dont le-malade doive boire les eaux, il doit emporter à
Sylvanès une bouteille de ces eaux, qu'il boira pendant
les repas.

Ce dernier moyen est, à mon avis, avantageux ;
l'eau imbibe les aliments, est plus facilement digérée et
ne fatigue pas l'estomac, comme le pensent certaines
personnes. Il est bien entendu que, pour cela, il faut la
boire par petite gorgée et à plusieurs reprises ; si, au
contraire, on la prenait par verrée, on s'exposerait à
distendre les parois stomacales outre mesure, à fatiguer l'organe et à lui enlever la faculté de se contracter sur la masse alimentaire, cause si fréquente de
mauvaise digestion.

Il est des personnes qui, voyant que ces eaux prises, soit en bain, soit en boisson, leur procurent un
soulagement marqué, s'imaginent qu'en prenant deux
bains par jour et en augmentant la dose d'eau ingérée, la guérison arrivera et plus vite et plus complète.
Erreur funeste ! ces malades n'y gagnent que de la

fatigue et de la surexcitation ; trop heureux si, au lieu de la santé qu'ils étaient allé chercher, ils ne rapportent de ces établissements qu'une aggravation de leurs maux !

Une saison doit se compter par jours et non par bains. Trois semaines forment sa durée ordinaire. Cependant, plus les maladies sont anciennes, plus grandes doivent être les précautions, vu l'état de débilité des baigneurs ; et plus le nombre des bains doit être augmenté. Dans ces cas, il vaut mieux, dans la même saison, faire deux séjours de trois semaines chacun, espacés par un intervalle d'un mois.

Pour les eaux éminemment ferrugineuses du Cayla, M. le Dr Mestre recommande également de ne pas trop prolonger la saison auprès de cette source minérale. Voici, du reste, les conseils qu'il nous donne, page 19 :

« La médication par les eaux ferrugineuses du
» Cayla ne doit pas être continuée trop longtemps ; il
» pourrait en résulter à la longue un état de surex-
» citation en général, et du tube digestif en parti-
» culier, qu'il importe de prévenir. Aussi, est-il
» prudent, au bout de trois semaines ou un mois, de
» suspendre leur usage pendant quelque temps, et
» d'y revenir ensuite si la cure n'est pas achevée. »

Pour les eaux d'Andabre, M. le professeur Girbal nous dit, à propos de la durée du traitement par ces eaux minérales :

« La moyenne de la durée du traitement est de
» trois à quatre semaines. Le malade doit se reposer

» après cette époque, afin de permettre aux forces
» médicatrices dont il a sollicité l'intervention, de
» réaliser leurs effets. Un emploi trop longtemps
» prolongé des eaux d'Andabre pourrait amener une
» irritation plus ou moins intense des organes di-
» gestifs. »

Pour ces divers établissements, on le voit, la durée
du traitement doit être de trois semaines au moins,
un mois au plus ; mais le meilleur moyen de guérison est de faire deux saisons espacées par un intervalle d'un mois de repos. Une saison n'est pas toujours
suffisante, il y a quelques personnes qui ne trouvent
une guérison complète qu'après un traitement de plusieurs années ; mais, on peut le dire sans crainte d'être
démenti, pendant l'usage des eaux de la vallée de
Camarès, les symptômes paraissent prendre un degré
d'acuité tel, que souvent les malades en sont découra-
gés, et ce n'est qu'après un temps de repos, variable
selon les tempéraments et les constitutions, que le soulagement se fait sentir. En général, c'est au bout de
un ou de deux mois après la saison, que le baigneur
paraît recueillir le fruit de son déplacement. Il y a
cependant des exceptions à ces règles, il y a des malades qui se rendent compte des effets thérapeutiques
des eaux pendant leur séjour dans ces divers établissements.

Les médecins ne sont point d'accord sur un fait très-
important; je veux parler de la période menstruelle
pendant la saison des bains. Faut-il ou ne faut-il pas
continuer les bains pendant ces périodes? Les eaux de

Sylvanès, nous l'avons vu, ont une action énergique
sur la circulation sanguine, en général, et très-souvent, chez les personnes prédisposées, sont causes de
l'apparition des hémorrhoïdes ; elles augmentent également le flux cataménial. Dans les cas d'aménorrhée,
il n'y aura alors aucun inconvénient à continuer le
traitement thermal, car en même temps qu'elles agi-
ront sur la nutrition, en général, et sur la plasticité
du sang, les eaux de Sylvanès pourront rétablir une
fonction qui ne se faisait qu'incomplétement et au prix
de grandes douleurs. Mais si l'on a affaire à une malade anémique, il est prudent d'interrompre le traitement pendant la période menstruelle, car on courrait
le risque d'augmenter l'anémie en augmentant l'écoulement sanguin.

Voici, du reste, comment je conseille aux malades
de passer leur journée à Sylvanès. Si le malade ne
doit faire usage que des eaux de cet établissement, je
lui conseille de prendre le bain le matin à sept heures ;
quelques instants après, il aura le soin de prendre un
demi-verre de la source des Petites-Eaux, en augmentant tous les jours, et d'en prendre une égale
dose un moment avant sa sortie du bain. Dans l'intervalle, injection vaginale si cela est utile. Au sortir de
l'eau, il se mettra dans son lit modérément chauffé,
et s'il ne peut attendre le moment du déjeuner, qui a
lieu à 11 heures, à Sylvanès, il prendra un bouillon
et puis cherchera à s'endormir jusqu'à 10 heures environ. A son réveil, il pourra prendre une nouvelle
dose d'eau minérale.

Dans certains cas , de névroses par exemple , après
un bain assez court pris à la source des Petites-Eaux ,
le malade fera une promenade rapide , au lieu de se
mettre au lit. A onze heures , il se mettra à table et
mangera suivant son appétit , en ayant le soin toutefois de ne faire aucun excès. Après le déjeuner, je
l'engage à faire une promenade d'une heure ou deux.
L'usage du café ne lui est pas interdit , surtout si
c'est une ancienne habitude ; il fera bien cependant de
retrancher le petit verre d'eau-de-vie. Vers les deux
heures, il pourra commencer à prendre une dose d'eau
minérale et en faire autant toutes les heures jusqu'à
cinq heures du soir. A ce moment, nouvelle promenade
sous les arbres pour se préparer au dîner, qui a lieu à
six heures. Au repas du soir , je l'engage à manger
modérément et à sortir de table avec un peu d'appétit ;
la digestion , dans ce cas , se fait mieux et plus rapidement ; il fera ensuite une promenade d'une heure environ , et vers les huit ou neuf heures il aura le soin de
rentrer.

Le soir , en effet, la température fraîchit , et comme
la peau , sous l'influence de l'eau du bain et de la
boisson , est constamment ouverte, le malade serait
plus susceptible de contracter quelque affection catarrhale qui s'opposerait à la continuation du traitement.
Avant de se coucher , vers les dix heures environ , il
aura le soin de prendre un dernier verre d'eau.

Si , au contraire , il est obligé d'aller tous les jours
boire les eaux minérales des autres établissements , il
fera bien de prendre le bain à 4 heures du matin et

même à 3 heures, si cette heure ne le contrarie pas trop, il se remettra au lit après ; et y restera jusqu'à six heures et demie, et sera ainsi prêt à prendre l'omnibus qui, tous les matins, part de Sylvanès à sept heures pour les autres établissements.

Arrivé à sept heures et demie à Andabre, à huit heures moins un quart au Cayla et à Prugnes, il aura le temps nécessaire jusqu'à 10 heures et demie pour boire la quantité d'eau qui lui sera ordonnée. Il aura le soin, en même temps, d'emporter avec lui une bouteille de l'eau de la source auprès de laquelle il se rend, et qu'il boira aux deux repas.

Mais quelle que soit la source froide où il va boire tous les matins, je conseille toujours de boire, au moment de se coucher, un verre de la source des Petites-Eaux de Sylvanès, pour combattre la constipation occasionnée par le fer qui se trouve en plus ou moins grande abondance dans ces eaux minérales, et combattre ainsi l'éréthisme nerveux que ces eaux peuvent procurer.

Quant aux autres prescriptions hygiéniques, elles sont les mêmes pour tous les baigneurs. Quant aux vêtements, je conseille, en général, de ne point porter des vêtements de fil, le soir surtout, à cause de l'abaissement de la température.

§ IV

Le traitement hydrominéral reconnaît trois éléments principaux : 1° l'eau minérale ou l'agent médicamenteux mis en jeu ; 2° les agents balnéothérapiques, qui multiplient les formes sous lesquelles l'eau minérale est administrée ; 3° les conditions hygiéniques particulières rencontrées par les malades.

Nous avons étudié, dans les chapitres IIᵉ et IIIᵉ, la formation, les caractères physiques, la composition chimique et la température des sources de Sylvanès. Dans le chapitre IVᵉ, nous avons étudié l'action physiologique de ces eaux sur tous les systèmes, sur toutes les fonctions. Ces diverses considérations sont suivies d'un chapitre destiné à l'action thérapeutique de ces eaux thermales, nous n'y reviendrons pas. Dans le chapitre VIᵉ nous avons étudié rapidement les caractères physiques et chimiques des diverses eaux minérales des différents établissements que nous trouvons dans la vallée de Camarès ; nous avons également vu dans quels cas il fallait faire usage de telle ou telle source, et nous avons donné les règles de conduite à suivre par les baigneurs de Sylvanès. Nous avons eu soin de montrer combien il est utile d'avoir recours à l'une ou à l'autre de ces sources thermales. Nous n'avons donc plus à nous occuper du premier élément constituant le traitement hydrominéral. Il nous reste maintenant à étudier les divers modes balnéothérapiques, à poser les indications de ces divers moyens et à jeter un coup d'œil rapide sur les conditions hygiéniques particulières rencontrées par les malades à Sylvanès.

La source minérale dont on doit faire usage à Sylvanès étant indiquée, est-il indifférent d'employer tel ou tel mode d'administration ? Tel n'est pas notre avis. Il ne faudrait pas croire cependant qu'il soit facile de fixer d'avance à quel moyen il faut avoir recours, il faut tenir compte, en effet, de trop d'éléments divers. C'est au médecin, sur les lieux, après s'être enquis minutieusement de tous les antécédents, de tous les symptômes existant, des idiosyncrasies diverses, qu'incombera ce soin. Quelquefois même, malgré toutes les précautions, sera-t-il encore obligé de louvoyer, d'employer des moyens termes.

L'eau de Sylvanès est employée en boisson, en bains de baignoire, de piscine et en douches. — Faire pénétrer dans l'économie certains principes médicamenteux ; modifier certains organes d'une manière médiate ou immédiate par leur action directe, tel est le double but que l'on se propose dans le traitement hydrominéral. Au premier se rattache l'usage interne de l'eau prise en boisson.

Usage interne. — *Boisson.* — Nous n'avons que peu de choses à dire sur l'usage de l'eau de Sylvanès prise en boisson, il n'y a pour cette station thermale aucune exception à invoquer. Nous devons cependant

rappeler que plus la température de l'eau se rappro-
chera de celle du sang, plus elle sera avantageuse et
mieux elle s'accommodera à la tolérance de l'estomac.
L'eau de Sylvanès atteint 31° ou 36°, selon la source où
on la puise, elle se rapproche d'une manière notable
de la température du sang. Il n'est pas nécessaire d'en
absorber des doses considérables, avec l'idée que plus
on ingèrera de l'eau chargée de substances médicamenteuses, plus rapide et plus certaine sera la guérison.
C'est un abus contre lequel on est souvent obligé de
lutter à Sylvanès, ces eaux étant douces, agréa-
bles à boire, malgré leur température, et jouissant
depuis bien longtemps de la réputation de favoriser
les digestions et de ne jamais faire de mal. Dans le
chapitre contenant les conseils donnés aux baigneurs,
je me suis assez longuement expliqué sur la manière
dont on devait faire usage des eaux de Sylvanès en
boisson, je n'y reviendrai pas.

Usage externe. — MM. Durand-Fardel et Lebret (1) expliquent le délaissement dans lequel sont
tombées certaines eaux ferrugineuses, par les considérations suivantes : 1° les eaux ferrugineuses sont en
général froides et peu propres par cela même à l'usage
des bains ; 2° le débit de ces sources n'est pas assez
considérable pour se prêter à de nombreux modes
d'administration. Il faudrait, d'après ces auteurs,

(1) Durand-Fardel et Lebret. — *Dict. des eaux minérales*,
t. I, p. 668.

pour que ces sources fussent plus suivies, pouvoir obtenir de ces eaux une médication plus complexe, grâce à la combinaison des autres substances médicamenteuses unies au fer, au lieu de n'avoir qu'un mode de plus d'emploi des préparations ferrugineuses. Il faudrait aussi que ces établissements fussent pourvus de moyens hydrothérapiques plus complets qu'ils ne le sont en général. Ces considérations, vraies pour certains établissements minéraux, cessent de l'être pour Sylvanès.

Les eaux minérales de cette station sont chaudes et ont une température très-avantageuse pour l'usage externe ; leur débit est assez considérable pour fournir aux différents moyens balnéothérapiques. L'eau de Sylvanès n'agit pas seulement par le fer qu'elle contient, elle agit par l'arsenic, dont l'action est indéniable, par la glairine et par les combinaisons alcalines qu'elle contient en assez grande quantité. Les moyens balnéothérapiques sont assez nombreux pour répondre à toutes les indications.

1° *Bains de baignoire.* — D'une manière générale, les bains de baignoire sont plus sédatifs que les douches, soit par le contact prolongé de la glairine avec la surface cutanée, soit par l'absorption plus considérable des substances médicamenteuses. Quelle que soit, en effet, l'opinion que l'on ait sur l'absorption par la peau, la médication thermale suppose toujours une certaine pénétration des substances minérales. Dans les cas de névrose, généralisée ou non, qui ne sont qu'une des manifestations d'un tempérament nerveux exagéré, ces bains sont fort utiles. Si ces phénomènes nerveux sont sous la dépendance d'une chloro-anémie prononcée, on fera bien d'associer les bains de baignoire aux douches de différentes formes.

Lorsque ces manifestations nerveuses seront la conséquence réflexe d'une excitation causée à la peau, par une éruption de nature herpétique, par exemple, en même temps qu'ils auront une action directe sur l'éruption, ils calmeront l'excitation cutanée et les symptômes nerveux concomitants. Dans les inflammations chroniques de l'utérus, les bains de baignoire avec injections vaginales seront d'une grande utilité par le contact immédiat et prolongé de l'eau. — L'excitation sera amoindrie par la glairine, et les lésions locales, telles que les granulations, les ulcérations de la muqueuse, seront cicatrisées par l'action légèrement astringente de ces eaux. — Dans les cas d'engorgement chronique sans phénomènes inflammatoires concomitants, on pourra remplacer les injections vaginales par des douches, dont la pression est plus considérable et par suite l'action plus énergique, plus excitante. — Les bains n'agissent pas seulement par les substances minérales qu'ils contiennent, il faut tenir un grand compte de la température et de la durée de l'immersion. Si la température dépasse l'indifférente ou se rapproche très-sensiblement de celle du sang, les bains sont stimulants ; dans le cas contraire, ils sont sédatifs. Nous avons vu aussi pour la source des Moines, dont la minéralisation arsenicale est

moindre et dont la température est sensiblement la
même que celle du sang, que ces eaux sont plus excitantes que celles de la source dite *des Petites-Eaux,*
plus riches en arsenic et dont la température est inférieure à l'indifférente. Nous ne reviendrons plus sur
cette différence d'action, nous en avons assez parlé
dans le paragraphe précédent, et nous en avons posé
les indications thérapentiques.

Nous pouvons dire, en résumé, que toutes les fois
que l'on voudra obtenir un effet sédatif, on devra avoir
recours aux bains de baignoire.

Lorsqu'on aura à combattre un tempérament nerveux exagéré, il faudra donner des bains de baignoire pris à la source des Petites-Eaux ; dans les
cas où la prédominance des symptômes nerveux sera
moindre, on pourra avoir recours à la source des Moines. Il est toutefois bien entendu que l'on ne peut
poser que des règles générales, qui dans l'application
auront à subir de nombreuses exceptions.

2° *Bains de piscine.* — Les bains de piscine, en
général, sont plus toniques, plus excitants que les
bains de baignoire, ils sont aussi plus actifs. Il faut
ici tenir compte de plusieurs éléments différents. Ils
auront d'abord, comme les bains de baignoire, une
action générale en rapport avec la source où on les
prendra ; mais ils seront toujours plus excitants par
leur température, qui sera toujours plus élevée que celle
des bains de baignoire. Les piscines sont mieux fer-
mées que les cabinets de bains simples, les voûtes

sont plus basses, tout autant de conditions avantageuses pour le maintien de la température à peu près
au même degré pendant tout le temps de l'immersion.
Les bains de piscine à Sylvanès sont des bains accompagnés d'inhalation. Le corps est plongé dans l'eau, qui
conserve une température à peu près constante, et de
plus l'atmosphère que respire le malade est saturée
de vapeurs surchargées de principes médicamenteux.

L'absorption est plus complète, elle se fait par la
peau et par la muqueuse respiratoire, aussi ces bains
sont-ils fort utiles dans le cas de catarrhe chronique
des bronches et des poumons ; ils sont heureusement
indiqués dans les cas où la peau est le siége d'une manifestation diathésique. On a, dans ce mode balnéothérapique, les avantages réunis du bain simple, de l'inhalation et de la sudation. On peut les ordonner contre
les névralgies, les rhumatismes nerveux et musculaires,
dans tous les cas aussi où il est nécessaire d'activer
les fonctions d'un organe, d'activer la circulation, en
un mot, lorsqu'on veut combattre l'atonie.

Cette action sur la peau sera très-avantageuse elle
procure aussi des révulsions en attirant sur elle les mouvements fluxionnaires qui se portaient sur un organe
interne, et en même temps en excitant ces fonctions.
— N'oublions pas que, d'une manière générale, dans
les maladies chroniques, la peau fonctionne très-peu
et très-mal.

Dans les cas où il y a prédominance des phénomènes nerveux, ce moyen nous paraît trop excitant.
Je ne cesserai de le répéter, je ne puis donner que

des aperçus généraux, qu'il faudra constamment modifier, selon les cas que l'on aura à traiter.

3° *Douches*. — Depuis l'année dernière, on a créé à Sylvanès un service complet de douches. Quoique ce soit un mode accessoire de l'administration des eaux minérales, un peu trop négligé encore de nos jours, il peut encore rendre de très-grands services dans la thérapeutique des maladies chroniques. Dans ce mode d'administration, l'eau minérale perd de son importance, ce qui intéresse le plus c'est la température, l'énergie et la durée de la douche; le principal élément à considérer c'est la percussion. — La température de l'eau minérale administrée en douches à Sylvanès est de 30°, la pression est de sept à huit mètres environ, voilà tout autant de causes avantageuses pour le traitement. On pourra plus tard joindre à ces douches d'eau minérale des tuyaux apportant de l'eau ordinaire ayant une température constante de 10° environ, que l'on pourrait lancer avec une pression au moins égale. On pourrait, par conséquent, faire à Sylvanès un traitement mixte par l'eau thermale et l'eau froide.

La nature des maladies chroniques traitées dans cet établissement comporte très-bien un pareil traitement. — Les douches sont ordonnées à Sylvanès toutes les fois que l'on veut aider la désobstruction d'un organe engorgé. Par leur application, on cherche à résoudre ces engorgements en augmentant directement l'activité vitale de l'organe, ou bien en se contentant d'augmenter celle des tissus environnants. — Elles trouvent une heureuse application dans les cas d'engorgements du foie, de l'utérus, etc., etc. — Elles viennent donc corroborer l'action interne de l'eau prise en bains ou en boisson. — Les douches sont encore administrées toutes les fois qu'il existe un certain trouble dans la circulation générale, que le système nerveux a besoin d'un stimulant ; toutes les fois, enfin, que l'atonie générale prédomine les autres symptômes ; dans ces divers cas, elles sont révulsives et ont pour action de relever les fonctions du système cutané. — Elles surexcitent les fonctions de la peau et attirent vers elle les mouvements fluxionnaires qui se portaient sur les organes internes.

Quelle que soit l'action des douches, résolutive ou révulsive, elles sont en général stimulantes, elles peuvent donc rencontrer de nombreuses contre-indications, qu'il m'est impossible de prévoir.

4° *Douches rectales.* — L'eau minérale employée en douche rectale retrouve l'importance de ses qualités propres. — Elle agit directement par son contact immédiat avec la muqueuse intestinale. Ces douches sont utiles pour combattre la constipation et les engorgements, soit de l'utérus, soit de la prostate, elles peuvent donc être résolutives. — On les emploie quelquefois comme révulsives, lorsque, pour combattre les congestions chroniques des vaisseaux abdominaux, on cherche à développer les vaisseaux hémorrhoïdaux externes. — Dans ces différents cas, l'absorption est consiérable, le contact étant immédiat et pouvant être prolongé plus ou moins de temps, selon les indications.

5° *Douches vaginales.* — C'est un moyen pour l'emploi duquel on ne' saurait trop recommander la plus grande prudence. Si la pression est forte, on risque d'augmenter l'inflammation chronique, cause de l'engorgement que l'on vient traiter à Sylvanès. Ce n'est que lorsque l'engorgement utérin est sous la dépendance de l'atonie de l'organe, sans symptômes inflammatoires, qu'il faut employer ces moyens balnéothérapiques. En général, des irrigations vaginales faites avec un hydroclyse pendant le bain sont préférables. Le contact immédiat de l'eau minérale avec la muqueuse vaginale et du col de l'utérus peut être prolongé aussi longtemps que le bain; l'absorption se fait lentement, et l'on ne court pas le danger d'outrepasser le but que l'on se proposait.

6° *Inhalation.* — On n'est point dans l'habitude d'aller à Sylvanès pour combattre le catarrhe chronique des voies respiratoires; l'on n'a donc pas de nombreuses occasions d'étudier l'action de ces eaux minérales dans ces cas. — Cependant, chez le petit nombre de malades que j'ai vus se soumettre à leur action résolutive, l'emploi de ces eaux a été suivi de bons résultats. On pourrait consacrer une ou deux des anciennes piscines à cet usage. — On pourrait aussi profiter de la facile décomposition des sulfates contenus dans l'eau qui se rendrait dans ces salles d'inhalation pour les tranformer en sulfures; on aurait alors des eaux thermales sulfureuses et arsenicales. — Il n'est pas nécessaire de montrer tout le bénéfice qu'en retireraient les malades. On obtiendrait facilement ce but en déposant au fond de ces piscines des matières organiques, telles que des copeaux de bois de sapin.

7° *Boues minérales.* — Du temps de Caucanas, on se servait des boues que déposent ces eaux minérales dans leurs réservoirs ; cette habitude est complétement abandonnée de nos jours. — On s'en sert cependant à Saint-Amand, à Dax, à Uriages, à Ussat, etc., etc. — C'est un excellent moyen, stimulant et résolutif, qui peut rendre de très-grands services dans les rhumatismes chez les sujets atoniques, dans les engorgements articulaires de nature scrofuleuse, dans certaines dermatoses, etc., etc. — Sous leur influence, la cicatrisation des vieux ulcères atoniques se fait rapidement. — J'ignore pourquoi ce mode balnéothérapique est tombé en désuétude.

CONDITIONS HYGIÉNIQUES. — De même que des conditions hygiéniques vicieuses ont une influence indéniable sur la production des maladies, de même une hygiène bien entendue exerce une influence salutaire sur leur traitement. La part que ces conditions hygiéniques ont dans le traitement des maladies chroniques par les eaux minérales, est si considérable, que M. Durand-Fardel les regarde comme faisant partie

intégrante du traitement. Le changement d'habitude,
de vie, de nourriture, d'air, joue un si grand rôle,
que cet éminent hydrologue a remarqué que les
eaux minérales agissent moins efficacement sur les
personnes qui habitent les contrées où se trouvent ces
sources, que sur les étrangers.

Qui ne sait que, par un changement subit de loca-
lité, des maladies qui se sont montrées réfractaires
à tout traitement, même le mieux approprié, ont
disparu comme par enchantement? Cette heureuse
influence se produit également dans les cas de maladies diathésiques qui demandent une action reconstituante.

A Sylvanès, les malades peuvent vivre constamment en plein air, la température est fraîche, agréable
et presque toujours égale, conditions très-avantageu-
ses pour la régularité des fonctions digestives. Les
malades peuvent passer tout leur temps sous de magnifiques ombrages, faire de nombreuses promenades
dans les environs, et sous l'influence de ce salutaire
exercice, l'appétit est bon, le sommeil réparateur, et
la plus aimable gaieté ne cesse de régner au milieu des
groupes de baigneurs, qui oublient un instant les sou-
cis et les labeurs journaliers. Ils sont tout heureux de
comparer les chaleurs suffocantes qui règnent chez
eux, à cet air pur et frais qu'ils respirent à pleins
poumons, sous les magnifiques marronniers qui entourent l'établissement.

Sylvanès est, de toute la vallée de Camarès, le seul
point agréable à habiter par la fraîcheur de ces om-

brages ; aussi, que de jalousies, que de haines n'ont-
ils pas attirées à leurs propriétaires et au fermier de
ces thermes !

Nous apprenons à l'instant que l'établissement d'Andabre vient d'être distrait de la station hydro-minérale
qui était constituée, jusqu'à présent, par la réunion
des quatre établissements minéraux qui se trouvent
dans la vallée de Camarès.

CHAPITRE VII

OBSERVATIONS

---◇---

OBSERVATION PREMIÈRE

CHLORO-ANÉMIE

Mme T., âgée de 33 ans, présente toutes les apparences d'une bonne constitution ; aucun antécédent, soit du côté de ses père et mère, soit personnel. A été réglée à 14 ans, les règles duraient alors huit jours environ, le sang était rouge. Pendant une de ses époques menstruelles, Mme T. commit l'imprudence de se mouiller. Arrêt subit des règles, qui ne réapparurent que sous l'influence d'un traitement approprié. S'est mariée à 19 ans, a eu 4 enfants. Les couches ont été normales. A la suite de la dernière, les règles revenaient accompagnées de violentes migraines et de vomissements. Il y a 3 ans, à la suite d'un violent chagrin, phénomènes nerveux caractérisés par une perturbation complète dans les fonctions digestives.

Actuellement : amaigrissement considérable. Face pâle. Conjonctives décolorées. Inappétence, digestions lentes et pénibles, constipation. Pouls petit. Palpitations de cœur, bruit de souffle s'entendant dans les vaisseaux du cou, essoufflement à la moindre marche. Douleurs et fatigue dans les membres inférieurs. Les règles sont peu abondantes, sang peu coloré, pertes blanches dans les intervalles.

Prescription : 4 demi-verres eau du Cayla (source de la Princesse) ; 1 bain de Sylvanès d'une 1/2 heure (source des Petites-Eaux) ; après le cinquième bain, la malade trouve son état amélioré, et elle augmente la dose d'eau du Cayla.

Dix jours après le commencement du traitement, prendra dans la matinée de l'eau du Cayla (source de la Magdeleine), par demi-verre, et en augmentant progressivement la dose. Prendra l'eau de la Princesse, aux repas. Continuera les bains de Sylvanès en augmentant la durée, jusqu'à trois quarts d'heure. Injection vaginale pendant le bain. Prendra également dans l'après-midi et dans la soirée, avant de se coucher, un verre, chaque fois, de l'eau de Sylvanès (source des Petites-Eaux). — Après un traitement d'une vingtaine de jours, l'amélioration est notable. La malade part de Sylvanès, enchantée de son séjour et dans un très-bon état de santé. L'amélioration persista pendant l'hiver de 1873 ; au printemps de l'année suivante, les fonctions digestives redevinrent lentes et pénibles, aussi Mme T. n'hésita pas à revenir à Sylvanès, pendant l'été 1874.

L'état général s'est conservé bon ; il ne reste qu'un peu de paresse dans les fonctions digestives. Mme T. continue le même traitement que l'année dernière, par l'eau du Cayla et les bains de Sylvanès. Je prescris cependant l'eau de Prugnes pendant les repas, et je soumets la malade aux douches qui sont nouvellement installées ; je lui prescris donc un jour un bain des Petites-Eaux, le lendemain une douche.

Après un séjour d'une vingtaine de jours, la malade part de Sylvanès dans un état tout-à-fait satisfaisant.

OBSERVATION II°

CHLOROSE ET NERVOSISME

Mme C., âgée de 24 ans, d'un tempérament nerveux très-prononcé, d'une complexion délicate. A été réglée à l'âge de 15 ans, mais toujours d'une manière irrégulière. Phénomènes nerveux à chaque apparition. Sang très-peu abondant et peu coloré. Céphalalgie presque habituelle. Troubles dans les fonctions digestives, perversion dans le goût; digestions lentes, pénibles; sensation de pesanteur à l'épigastre. Sensibilité exagérée, pleure à la moindre émotion. Volubilité excessive. Passe de la plus grande tristesse à la plus grande joie sans transition. Grande susceptibilité au froid. Grande inconstance dans les goûts, les idées, etc. Palpitations de cœur, essoufflement à la moindre marche, bruits de souffle, etc., etc. Sommeil léger, entrecoupé de cauchemars. Je prescris à la malade de l'eau de Prugnes aux repas, pour activer les fonctions digestives. Dans la matinée, l'après-midi et entre les repas, Mme C. prendra l'eau de Sylvanès, source des Petites-Eaux, en commençant par demi-verres à la dose de 3 par jour, en augmentant progressivement jusqu'à 6 et 8 verres, si cela est bien supporté. En même temps, j'alterne les bains de Sylvanès (source des Petites-Eaux) avec les douches de la même source. Après un traitement de douze jours, l'amélioration est très-sensible; la malade part de Sylvanès subitement, en promettant de revenir l'année suivante.

OBSERVATION III°

CHLOROSE

Mlle B., âgée de 30 ans, a toujours été faible de constitution et d'un tempérament lymphatique, a été péniblement réglée à l'âge de 14 ans, et encore d'une manière très-irrégulière. Le sang est pâle et peu abondant, pertes blanches dans les intervalles. Faiblesse générale, lassitude continuelle. Douleur entre les épaules. Inappétence, digestions lentes et pénibles. Face pâle. Conjonctive décolorée. Palpitations cardiaques, essoufflements, bruits vasculaires, pouls petit. Je prescris à prendre le matin 3 demi-verres du Cayla (source de la Magdeleine), et de l'eau de la Princesse, aux repas. Un bain de Sylvanès (source des Petites-Eaux), tous les jours.

Après dix jours de traitement l'amélioration est très-sensible , les fonctions digestives sont plus actives , la malade continue son traitement encore une dizaine de jours de plus. A son départ , l'amélioration est très-prononcée et visible pour tout le monde ; les règles ont apparu le jour précédent, elles sont venues sans douleur, paraissent plus abondantes et plus rouges. Je veux m'opposer au départ , craignant que les fatigues du voyage n'arrêtent le flux cataménial ; c'est en vain , la malade se sent très-forte , et part enchantée de son séjour à Sylvanès.

OBSERVATION IV

CHLOROSE ET DYSPEPSIE.

Mme B., du département de l'Hérault , âgée de 28 ans , a été réglée à l'âge de 11 ans , mais d'une manière très-irrégulière , s'est mariée à 21 ans et a eu 3 enfants ; les couches n'ont présenté rien d'anormal. Mme B. a nourri son premier enfant sans accident, n'a pas pu nourrir le second , à cause d'un certain état de faiblesse qui suivit le second accouchement , a essayé cependant de nourrir le troisième , mais fut obligée de suspendre l'allaitement après dix mois. Depuis lors, faiblesse générale , douleurs entre les épaules et palpitations de cœur. Actuellement l'appétit est conservé , mais les digestions sont lentes , pénibles et douloureuses ; coliques pendant la digestion intestinale ; constipation habituelle. La face est jaunâtre , pâle ; les conjonctives complétement décolorées. Palpitations et essoufflements. Les règles durent pendant trois jours , le sang est peu abondant et très-peu rouge ; pertes blanches.

Je prescris : l'eau de Prugnes dans la matinée et aux repas, pour exciter l'appétit et rendre les digestions plus faciles. En même temps , je fais boire dans la journée quelques verres d'eau de Sylvanès (source des Petites-Eaux) , et je prescris en même temps un bain de la même source minérale , avec injection vaginale.

Deux jours après le commencement du traitement la constipation n'est pas vaincue , la malade n'a pas eu de garderobe depuis cinq jours ; les coliques étant très-douloureuses, je prescris pour le lendemain matin 20 grammes de manne à prendre dans un verre de la source des Petites-Eaux. A la suite de ce léger laxatif, la constipation est définitivement vaincue , et la malade reprend son traitement.

Au bout de 10 jours environ , voyant que les douleurs sont à peu près calmées , que les digestions sont moins pénibles, j'engage la malade à prendre tous les matins quelques verres de l'eau de Prugnes et à essayer aux repas l'eau du Cayla (source de la Princesse) , à prendre tous les jours un bain à Sylvanès et à boire tous les soirs, avant de se coucher, un verre de ces eaux.

Après quinze jours d'un pareil traitement , les digestions sont moins longues et moins pénibles. La face a pris un peu plus d'animation. La malade se sent plus forte ; aussi se dispose-t-elle à partir , malgré mes conseils.

OBSERVATION V°

CHLOROSE ET NERVOSISME

Mme D., âgée de 28 ans , n'a jamais été bien réglée. Le sang est rouge, mais présente de grandes variations dans la quantité. Les pertes sont quelquefois considérables , quelquefois, au contraire , très-peu abondantes. Les périodes cataméniales sont, en général , accompagnées de douleurs. Cette dame a eu cependant trois enfants , n'a pas pu se rétablir complétement depuis sa dernière couche , qui date de 18 mois. Depuis lors , se sent très-faible , ne peut pas faire de longues courses ; elle est très-susceptible au froid. Elle ressent des points douloureux un peu partout ; s'ennuie partout où elle se trouve. Grande loquacité, passage d'un sujet à un autre sans aucune transition ; s'impressionne à propos de rien. Les digestions sont lentes , quelquefois douloureuses et toujours fatigantes. La malade est obligée de se desserrer la taille après chaque repas.

Je lui prescris : à prendre, tous les matins, un bain à Sylvanès (source des Petites-Eaux) ; à boire, dans la journée, par petites doses de 4 à 5 verres d'eau minérale, à la même source. Au repas, Mme D. boira de l'eau de Prugnes, pour faciliter les digestions.

Au bout de quelques jours, la malade trouve que les digestions se font mieux ; elle paraît plus gaie et surtout plus tranquille. Je lui conseille de continuer ce traitement en essayant l'eau du Cayla (source de la Princesse), aux repas. Au bout de 6 jours, les règles apparaissent, cette fois, sans douleur et sans phénomènes prémonitoires. L'état général est meilleur aussi. Vu l'impossibilité de continuer le traitement balnéaire, et pressée de rentrer chez elle, Mme D. part de Sylvanès.

Je l'engage à continuer chez elle le traitement par le fer et le quinquina et de prendre quelques douches froides, si cela est possible. — J'ai su depuis qu'ayant continué le traitement tout l'hiver par le quinquina et les martiaux, Mme D... s'en était très-bien trouvée et s'était bien promis de revenir à Sylvanès, l'été prochain, pour confirmer l'amélioration obtenue.

OBSERVATION VIe

CHLOROSE ET LEUCORRHÉE

Mme Alexandrine G..., âgée de 32 ans, vint à Sylvanès dans l'été de 1873. Cette dame a été réglée à 16 ans seulement, et jusqu'à son mariage, contracté à l'âge de 25 ans, les règles apparaissaient tous les 15 jours, le sang était très-abondant, rouge, et l'écoulement durait de 4 à 5 jours ; ces écoulements exagérés affaiblirent considérablement la malade, à partir de son mariage les règles ne vinrent qu'une fois par mois, Mme G... eut un enfant peu de temps après. — Mais depuis,

le sang est moins rouge et moins abondant. Des pertes
blanches sont survenues tellement abondantes, qu'elles
augmentent la faiblesse. L'appétit est passable ; la langue est
blanche ; le goût est bizarre ; les digestions assez faciles ;
constipation. — Toux sèche ; rien d'anormal dans la poitrine ;
point d'expectoration ; aucun symptôme de lésion organique. C'est la toux hystérique. — Hoquet très-violent à la
moindre fatigue, et répété plusieurs fois par jour. — Ces contractions spasmosdiques entraînent quelquefois le vomissement des matières alimentaires, nouvelle cause d'affaiblissement, qui est général. — Vertiges, essoufflement à la moindre marche. Je prescris : un bain à Sylvanès (Petites-Eaux)
avec injection vaginale pendant le bain. Boire, tous les matins et par fraction de verre, depuis un jusqu'à 3 verres de
l'eau du Cayla (source de la Magdeleine). — Eau de la source
de la Princesse au repas.

Après dix jours de traitement je constate une amélioration
sensible ; les digestions se font bien, la constipation est
combattue avec succès par des lavements avec l'eau de la
source des Petites-Eaux. — Les envies de vomir ont cessé,
ainsi que le hoquet. — Les pertes blanches, qui par leur plus
grande abondance avaient effrayé la malade, ont diminué ; il
reste très-peu de vertiges et de faiblesse. — Le traitement
est continué pendant quelques jours de plus ; et lorsque la
malade part de Sylvanès, les fonctions digestives se font
bien, les pertes ont bien diminué, et les forces paraissent
revenir avec la gaieté. Je l'engage à emporter une caisse de
l'eau du Cayla (source de la Princesse) et à continuer chez
elle le traitement tonique et analeptique, je lui conseille
l'hydrothérapie. Cette malade est revenue cet été (1874) ;
l'amélioration avait persisté ; je lui prescris le même traitement, et elle est partie après 20 jours de séjour, dans un état
très-satisfaisant.

OBSERVATION VII°

CHLOROSE ET HYSTÉRIE

Mlle Marie G..., âgée de 24 ans, paraît être d'une complexion frêle et délicate, a été réglée à 15 ans. Le sang était abondant et rouge. La menstruation fut irrégulière dès le début pendant 3 ans environ, finit par se régulariser vers l'âge de 18 ans. — A cette époque, à la suite de violentes contrariétés, la santé, qui paraissait bonne, s'altéra. L'appétit diminua et devint capricieux, bizarre. De temps en temps, à l'approche des périodes menstruelles, sensation d'une boule chaude qui, partant de la région ombilicale, montait jusqu'au cou et menaçait la malade de l'étouffer. — A l'apparition des règles, crises hystériques, qui devinrent de plus en plus fréquentes. A la suite de ces crises, douleurs névralgiques erratiques. — Faiblesse générale. — Essoufflement. — Palpitations de cœur. — Bruit de souffle doux dans les vaisseaux du cou. — Douleur entre les épaules. — Digestions lentes, pénibles, coliques et constipation. — Menstruation irrégulière, sang moins rouge et moins abondant. — Pertes blanches.

Je lui prescris : à boire, tous les matins, eau du Cayla (source de la Magdeleine) par demi-verre, depuis 1 jusqu'à 4 en allant en progressant ; aux repas, eau du Cayla (source de la Princesse) ; 1 bain de Sylvanès (source Petites-Eaux), de 20 minutes au plus, et promenade après le bain. — Sous l'influence de ce traitement martial, la constipation devient plus grande et les coliques augmentent ; je prescris à boire dans la journée quelques verres de la source des Petites-Eaux, et de diminuer un peu la dose de l'eau du Cayla ; je prescris en même temps, tous les jours, un lavement des Petites-Eaux.

Au bout de 10 jours, l'amélioration est notable. Les règles ont paru, le sang est abondant, mais décoloré. — Point de

crise hystérique à son apparition, au grand contentement de
la jeune fille et de sa mère. — J'engage la malade à suspendre l'usage du bain, craignant que celui-ci, en augmentant
l'écoulement, n'accroisse ainsi la faiblesse générale. Le bruit
de souffle perçu avant le traitement persiste, mais a bien
diminué d'intensité. Après la cessation des règles, reprise du
traitement, qui consiste en : 4 verres à boire dans la matinée,
par fraction de verre, de l'eau du Cayla (source de la Magdeleine), eau de la Princesse aux repas, 2 verres d'eau des
Petites-Eaux de Sylvanès dans l'après-midi et la soirée. —
1 bain des Petites-Eaux, de 45 minutes de durée. — Quinze
jours après la reprise du traitement, l'amélioration est très-
considérable, il ne reste qu'un peu de pertes blanches et
quelques douleurs erratiques entre les épaules. — Les autres
symptômes sont considérablement amendés ; plus de bruit
de souffle, plus de boule hystérique annonçant les crises. —
La malade part en très-bon état. — L'état général est satisfaisant. — Reviendra l'année prochaine.

OBSERVATION VIII°

CHLOROSE ET HYSTÉRIE

Mlle C..., 23 ans, d'un tempérament nerveux très-prononcé,
d'une constitution faible, a été réglée difficilement à l'âge de
15 ans. — Les périodes menstruelles s'annoncent par des
douleurs lombaires très-vives et accompagnées de crises
d'hystérie. — Sensation d'une boule chaude montant de
l'épigastre au cou, où la malade ressent des étouffements ;
convulsions, etc. L'écoulement est peu abondant, le sang
est pâle, et des pertes blanches apparaissent pendant les intervalles des règles. Ces pertes très-abondantes augmentent
la faiblesse générale. La malade ne peut faire la moindre
promenade sans être vite fatiguée ; elle ressent des palpitations du cœur très-douloureuses ; et elle est essoufflée très-
facilement. — Les digestions sont lentes, pénibles et compli-

quées de crampes d'estomac, il y a de la constipation. — La
malade est découragée, et pleure à la moindre émotion ; elle
est très-impressionnable au froid. Je constate un état chlorotique très-prononcé, compliqué de phénomènes hystériques.
— Je prescris donc un bain de Sylvanès (Petites-Eaux), de
20 minutes. — Promenade après pour activer la réaction. —
Mlle C... boira, dans la matinée, quelques verres d'eau de
Prugnes, ainsi qu'aux repas , pour activer les digestions. —
Pour vaincre la constipation, je l'engage à boire dans l'après-
midi et le soir en se couchant un verre, chaque fois, de l'eau
de Sylvanès, même source. — Au bout de quatre ou cinq
jours, les règles apparaissent et avec elles les crises hystériques. — Je suspends le traitement. — Lorsque tout a cessé,
nous le reprenons , mais la malade constate que la douleur
après l'ingestion des aliments est plus vive ; je persiste trois
jours de plus dans la même voie. Cependant, un soir, je suis
appelé auprès d'elle pour de violentes crampes d'estomac.
Je cesse le traitement interne pendant 2 ou 3 jours, et je continue l'usage externe de l'eau de Sylvanès. — Après ce temps
je prescris plusieurs verres de cette eau dans la journée , et
les phénomènes ne se montrent plus. — Mlle C... continue
ainsi pendant une vingtaine de jours à prendre tous les matins un bain des Petites-Eaux , dont elle prolonge la durée
jusqu'à trois-quarts d'heure ; elle prend dans la journée
6 verres de la même source et un au moment de se coucher.
— Sous l'influence de ce traitement , les fonctions digestives
se régularisent , les digestions sont plus actives , et les douleurs stomacales diminuent d'intensité. — Deux jours avant
le départ, les règles sont annoncées par une fatigue générale ;
mais la malade ne ressent pas les douleurs qui étaient le signe
avant-coureur de la période menstruelle. — Le jour du départ, l'écoulement s'est montré sans avoir été précédé de
crise hystérique. — Je l'engageai, ainsi que sa mère, à retar-
der leur voyage, craignant que la crise ne survînt, soit que le
traitement n'eût pas été suffisant , soit que la fatigue ne ré-

veillât la susceptibilité nerveuse de notre jeune malade ; ce fut en vain. Mlle C... se sentait assez forte pour entreprendre ce voyage, qui ne devait pas être de longue durée. J'ai eu ensuite de ses nouvelles ; cette fois la crise hystérique manqua, l'état général est resté bien meilleur , et les crises ne se sont pas montrées à chaque période. — Il y a eu également amélioration dans leur intensité et dans leur durée. Mlle C... se propose de revenir cet été pour compléter la guérison.

OBSERVATION IXe

CHLORO-ANÉMIE

Mme M..., âgée de 34 ans, a été réglée à l'âge de 13 ans, d'une manière assez régulière, s'est mariée à 22 ans, et a eu 3 enfants, le dernier a 2 ans environ. — La dernière couche a été laborieuse, et la malade a perdu beaucoup de sang ; elle a nourri l'enfant, malgré l'opposition de l'accoucheur. — A la suite, la malade a maigri ; elle ressent une douleur vive entre les épaules, s'irradiant jusqu'à la région épigastrique. — Les règles sont moins abondantes et peu colorées, elles sont habituellement accompagnées de douleurs dans la région lombaire ; il y a très-peu de pertes blanches. — Les digestions se font lentement, et les douleurs qui autrefois les accompagnaient, ont disparu.

Il y a des palpitations de cœur, et de l'essoufflement à la moindre marche. En auscultant la région précordiale , on entend un bruit de souffle assez intense, qui se continue jusque dans les vaisseaux du cou. La malade est inconstante dans ses goûts et dans son humeur. Voyant que j'ai à traiter une chloro-anémie , suite de la perte de sang survenue pendant la dernière grossesse, et augmentée par la période de l'allaitement, j'engage la malade à prendre un bain de Sylvanès (source des Petites-Eaux) , en commençant par 20 minutes et en augmentant progressivement la durée jusqu'à trois quarts d'heure. Je l'engage également à faire usage de cette eau comme injection pendant le bain. En même temps , je prescris l'eau du Cayla (source de la Magdeleine), le matin , par fraction de verre , en commençant par 2 verres et aller jusqu'à concurrence de 4 verres , dans la matinée. Eau du Cayla (source de la Princesse) , aux repas. Soit que la malade prenne l'eau du matin en trop grande quantité à la fois, sans tenir compte de mes recommandations, soit que cette eau fût réellement trop ferrugineuse , au bout de cinq à six jours de traitement , les douleurs d'estomac se réveillèrent , et chaque ingestion des aliments était suivie de douleurs accompagnées le plus souvent de vomissements alimentaires. Voyant que les forces diminueraient bien certainement faute d'une alimentation suffisante, j'engage la malade à cesser l'usage de l'eau du Cayla , à prendre tous les jours son bain à Sylvanès , à ne boire que de l'eau de la même source , jusqu'à 6 ou 8 verres dans la journée.

A la suite de ce traitement , les douleurs se calmèrent , les fonctions digestives se régularisèrent , et lorsque la malade partit , l'état général paraissait très-satisfaisant ; il ne restait absolument rien de l'orage qui avait failli compromettre la cure.

OBSERVATION X°

SCROFULIDES

M\ll\e M., âgée de 16 ans , d'un tempérament scrofuleux manifeste , a eu , dans son jeune âge , des glandes engorgées autour du cou , eczéma aux oreilles , qui ont coulé pendant longtemps. Au moment de la puberté , exacerbation de ces manifestations diathésiques , et les règles ont mis 3 ans à s'établir d'une manière régulière ; il y a quelques mois à peine que l'écoulement se fait régulièrement, et encore est-il accompagné de quelques douleurs lombaires. La santé générale paraît être bonne , les digestions sont cependant lentes , et la malade se sent assez faible. Acné sébacée occupant la joue droite et l'aile du nez du même côté. Léger engorgement ganglionnaire au cou et à la nuque.

Je prescris un bain de Sylvanès (source des Moines), comme étant plus excitante pour combattre l'atonie générale. Je prescris 4 ou 5 lotions avec l'eau de la source Petites-Eaux ; en même temps je recommande à la malade de boire 5 à 6 verres par jour , de l'eau de la même source , et de prendre aux repas de l'eau de Prugnes , pour exciter les fonctions digestives. Dès le début du traitement , la face paraît plus rouge , il y a une activité plus grande dans la circulation ; les croûtes se détachent bientôt. Au bout d'une quinzaine de jours du traitement , soit interne , soit externe , il y a une grande amélioration dans l'état général. Les forces reviennent avec l'appétit , les fonctions digestives se régularisent, l'excitation locale produite par les lotions paraît avoir considérablement diminué, la face n'est plus couperosée, et les croûtes ne se sont plus reproduites. La malade part enchantée de son séjour à Sylvanès , et je recommande à la mère de faire suivre à sa fille un traitement dépuratif au printemps prochain , et de nous la reconduire encore pendant plusieurs étés.

OBSERVATION XI°

SCROFULIDES

Mme V. vint à Sylvanès pendant l'été 1873 , avec sa fille âgée de 28 ans , qui s'était accouchée il y avait environ 15 mois , et toutes les deux me présentèrent le jeune nourrisson, qui paraissait exténué. La face était pâle, les yeux enfoncés dans leur orbite ; l'enfant pleurait constamment , sa voix était cassée. Il présentait au cou un chapelet de ganglions engorgés ; les oreilles étaient constamment mouillées par une sécrétion très-abondante , provenant d'un eczéma impétigineux qui occupait ces deux régions ; l'enfant était sous l'influence de l'évolution dentaire, qui était à son tour accompagnée d'une diarrhée séreuse très-abondante. Le médecin avait conseillé à la famille de porter cet enfant à Sylvanès pour le soustraire aux chaleurs accablantes du Midi , à cette époque. Cet enfant paraissait être dans le marasme le plus complet , et je me chargeais de cette cure non sans appréhension.

Je prescrivis d'abord quelques lavements émollients , des cataplasmes laudanisés sur le ventre , pour calmer l'irritation intestinale produite par une alimentation trop hâtive ; et je fis nourrir l'enfant avec du lait de vache , et puis j'attendis qu'il se fût reposé des fatigues de la route et qu'il se fût un peu plus acclimaté.

Au bout de quatre ou cinq jours , sous l'influence de ce traitement et surtout sous l'influence de l'air frais et revivifiant des montagnes, le sommeil revint , les digestions furent plus actives, la diarrhée diminua considérablement. Je prescrivis alors , tous les jours , un bain de quelques minutes à la source des Petites-Eaux ; et lorsque la diarrhée eut complétement disparu , que l'état général me parut s'être considérablement amélioré , je lui fis boire de temps en temps quelques gorgées de la même eau ; en même temps je fis faire quelques lotions sur la manifestation locale de la diathèse. L'enfant resta, tout le temps de son séjour à Sylvanès, sous les arbres ; on l'y portait le matin dans son berceau, et il y passait toute la journée.

Après un gros mois d'un pareil traitement , il était tout à fait guéri , la figure était rosée , les fonctions digestives très-régulières. Je n'eus qu'un regret, c'est de ne pas l'avoir pesé avant et après le traitement. J'engageai la mère à combattre pendant l'hiver la diathèse par un traitement approprié. Depuis , j'ai revu l'enfant, qui ne présentait aucune des manifestations de la diathèse scrofuleuse ; j'engageai cependant la mère à continuer le traitement encore pendant un certain temps.

OBSERVATION XII·

CACHEXIE PALUDÉENNE

M. L., âgé de 45 ans , habite sur les bords de la mer, dans un pays où les fièvres intermittentes sont endémiques. A eu les fièvres, il y a environ une quinzaine d'années, qui furent rapidement guéries par le sulfate de quinine. Il y a 15 mois, à l'automne dernier, il fut repris des mêmes accidents , et se soumit de lui-même à l'antipériodique ; les fièvres ne furent point guéries. Un médecin, appelé, lui fit subir le même traitement , et de plus ajouta le fer et le vin de quinquina pour combattre en même temps l'anémie , qui paraissait être la cause de la non réussite du traitement.

Malgré tout ce qu'on put faire , les accès ne furent pas guéris. Ils devinrent moins réguliers et moins forts , mais voilà tout. Le sulfate de quinine fut toujours continué, mais sans succès. Cependant les forces diminuaient constamment , et même, à la fin de l'hiver 1873, des infiltrations des membres inférieurs apparurent. On suspendit le sulfate de quinine, qui fut remplacé par l'arseniate de soude , le fer et le quinquina. L'état général paraissait être meilleur, lorsqu'au printemps de l'année 1874 , les accès réapparurent, mais moins forts et à marche irrégulière.

M. L. reprit du sulfate de quinine, en continuant les préparations arsenicales et les ferrugineux. Le médecin , voyant que la maladie restait toujours dans un état stationnaire , l'engagea à aller habiter dans un pays de montagne pendant la belle saison. Ayant passé autrefois l'été à Sylvanès, avec sa femme , et s'en étant bien trouvé , il y retourne , et je le trouve dans l'état suivant : La face est pâle et décolorée , faiblesse générale , amaigrissement. Le foie paraît légèrement augmenté de volume. Les accès de fièvre sont irréguliers. Les fonctions digestives sont lentes , pénibles et accompagnées de douleurs très-vives à l'estomac ; il y a de la constipation.

Je prescris alors à prendre un bain de Sylvanès un jour, et une douche le lendemain, espérant ainsi agir plus énergiquement contre l'engorgement hépatique et en même temps troubler d'une manière énergique et rapide cet état morbide qui paraissait vouloir passer à l'état chronique et arriver jusqu'à la cachexie. En même temps j'engage le malade à boire, dans la journée, cinq à six verres d'eau de Sylvanès (source des Petites-Eaux), comptant sur les propriétés toniques et fébrifuges de l'arsenic uni au fer.

Enfin, je conseillai l'eau de Prugnes pendant les repas, pour activer les fonctions digestives. Dans les premiers jours de son séjour à Sylvanès, M. L. eut plusieurs accès à intervalles irréguliers; mais au bout d'une dizaine de jours, les fonctions s'étant régularisées, les forces revinrent. La figure devint plus colorée, le malade pouvait faire des promenades sans être fatigué. La cure fut de vingt-cinq jours environ, et lorsqu'il partit, M. L. pouvait être considéré comme à peu près guéri; les accès n'avaient point reparu depuis une quinzaine de jours environ, ce qui ne lui était jamais arrivé depuis l'intoxication; le foie avait repris son volume normal.

OBSERVATION XIIIᵉ

DYSPEPSIE. — CACHEXIE SYMPTOMATIQUE D'UN SQUIRRHE DE L'ESTOMAC

M. G., du département de l'Hérault, âgé de 55 ans. Son père est mort d'une fluxion de poitrine; sa mère, d'un cancer au sein. Il y a 30 ans environ, a eu les fièvres intermittentes, qui ont duré 8 mois; tels sont les antécédents morbides du malade.

Depuis un an environ, M. G. se plaint de violents maux de tête; l'appétit est conservé; les digestions sont lentes et pénibles; rapports fréquents ayant goût de poivre; peu de vomissements spontanés. Sensation de pesanteur et de plénitude au creux épigastrique. Pas de douleurs, en général, dans cette région ; cependant le malade ressent quelquefois des douleurs lancinantes. Constipation habituelle. A la palpation du creux épigastrique on sent une tumeur dure , non bosselée , occupant l'hypochondre droit et la région épigastrique ; elle paraît mobile et se déplacer, suivant la position imprimée au malade.

Cette tumeur paraît être comme suspendue à la petite tubérosité de l'estomac et sur la face inférieure du foie ; on la dirait comprise dans l'épiploon gastro-hépatique. Les symptômes généraux sont ceux de l'anémie cachectique : face jaune paille , verdâtre ; amaigrissement général, ventre volumineux ; sensation d'un peu de liquide dans le péritoine , œdème considérable des membres inférieurs. Je constate donc tous les phénomènes cachectiques avec dyspepsie ; mon diagnostic est : dyspepsie symptomatique d'une lésion organique du pylore.

Cette tumeur ne serait-elle pas produite par un engorgement partiel et chronique du foie, suite des fièvres intermittentes ? Mais il y a si longtemps qu'elles ont été traitées et guéries ! En tout cas, je prescris : bains de Sylvanès de 20 minutes de durée et aller progressivement jusqu'à une durée de 45 minutes ; les prendre à la source dite des *Petites-Eaux,* comme étant moins excitantes et plus toniques ; boire dans la journée 3 verres de la même source et aux repas l'eau d'Andabre. Au bout de 6 jours de ce traitement, le teint paraît plus clair et moins jaune. L'enflure des jambes a considérablement diminué ; il est vrai que le malade a fait, tous les soirs, des frictions avec un mélange à parties égales de teinture de scille , de digitale et de quinquina, et qu'il a eu le soin d'envelopper les deux membres inférieurs avec un bandage roulé. Le 6° jour du traitement, quelques coliques violentes apparaissent et sont guéries par des lavements avec ces mêmes eaux de Sylvanès.

A ce moment, soit que le malade boive trop d'eau de la source des Petites-Eaux, soit qu'il la prenne en sortant de table, il se plaint qu'elles troublent ses digestions et lui donnent des envies de vomir. Je suspens ce moyen thérapeutique, et je le remplace par de l'eau d'Andabre dans la journée et aux repas, et je continue les bains de Sylvanès, en même temps que les lavements avec ces eaux. Sous l'influence de ce traitement, l'enflure des jambes, qui a considérablement diminué, reste dans l'état stationnaire, et comme les digestions se font assez bien, et craignant que l'eau d'Andabre n'augmente la faiblesse générale, je prescris l'eau du Cayla (source de la Princesse) aux repas et l'eau de Sylvanès dans la journée. Ce traitement est continué pendant une dizaine de jours encore, les fonctions digestives sont régulières; l'état général paraît être meilleur, lorsque le malade part de Sylvanès. L'enflure a considérablement diminué, mais il en reste toujours un peu; l'amaigrissement est moindre, la teinte cachectique est moins jaune. En un mot, l'amélioration de l'état général est notable, mais il reste toujours la tumeur, dont le pronostic reste très-grave.

OBSERVATION XIV°

CHLORO-ANÉMIE ET NÉVROPATHIE SUITES D'UNE MÉTRITE CHRONIQUE

Mme D., d'un tempérament nerveux très-prononcé, d'une complexion délicate, a été très-difficilement réglée, s'est mariée très-jeune et n'a pas encore d'enfants; a eu, peu de temps après son mariage, des douleurs violentes dans l'abdomen, suivies de pertes assez abondantes; a été traitée pour une métrite, avec quelques ulcérations, dont il ne reste plus de trace. Elle vient à Sylvanès en convalescence. Je constate : bizarrerie dans le goût, peu d'appétit; digestions lentes et pénibles; vomissements bilieux, alternatives de diarrhées et de constipation. Douleurs nerveuses erratiques dans le thorax, le sein, les épaules; fatigue à la moindre marche, sommeil léger et peu réparateur, amaigrissement considérable, face pâle, conjonctives décolorées; faiblesse générale, surexcitation nerveuse ; menstruation pénible, irrégulière, douloureuse ; sang clair et peu abondant ; douleur dans le bas-ventre exaspérée par la marche, qui, du reste, est presque impossible ; quelques pertes blanches dans les intervalles des périodes menstruelles. Je prescris donc : eau de Prugnes aux repas, bains de Sylvanès (Petites-Eaux) de 25 minutes, eau de Sylvanès, même source, à boire dans la journée, depuis 5 jusqu'à 8 verres.

Après sept à huit jours de ce traitement, l'appétit est bon, les digestions se font bien, les forces paraissent être plus considérables, la marche est plus facile, l'état général est plus satisfaisant.

Pour accélérer la guérison, je conseille l'eau du Cayla (source de la Princesse) aux repas, et je continue le reste du traitement. 20 jours après, les règles apparaissent et, cette fois, sans douleur ; les pertes blanches ont disparu, la marche n'est plus pénible, tellement que, malgré moi, Mme D., avant son départ, se livre au plaisir de la danse sans en ressentir, ni fatigue, ni douleur. L'appétit est bon, les digestions régulières, faciles ; la malade mange à peu près indistinctement de tout, sans en être incommodée ; les douleurs nerveuses ont disparu et avec elles la surexcitation que nous avions constatée au début du traitement. Enfin, la malade part dans un état très-satisfaisant.

OBSERVATION XVe

DYSPEPSIE. — GASTRALGIE. — LEUCORRHÉE

Mme L., âgée de 39 ans, a eu 3 enfants. Rien d'anormal à noter sur les couches ; réglée à 15 ans environ, menstruation régulière, sang abondant, rouge, écoulement durant trois jours ; actuellement depuis 6 mois environ, à la suite de grandes fatigues et de nombreuses contrariétés ; douleurs à l'estomac, exagérées par l'ingestion des aliments ; langue sale, perversion du goût, vomissements glaireux et de

liquides chauds pendant la digestion, qui est lente, pénible ; coliques intestinales, alternatives de diarrhée et de
constipation, sensation de pesanteur dans l'abdomen, flat-
tulence se manifestant par l'issue de gaz, rapports nidoreux ;
maigreur générale ; pertes blanches. Je prescris : 1 bain de
Sylvanès tous les jours avec injection vaginale, 4 verres
d'eau de la source des Petites-Eaux à prendre dans la journée,
eau de Prugnes aux repas.

Au bout de 10 jours de ce traitement, l'appétit est réveillé,
les digestions se font mieux ; plus de vomissements ni de
rapports ; les gaz sont moins considérables, pas de ballonnement du ventre. Il ne reste que de la faiblesse et les pertes
blanches. Je continue les bains, et je remplace l'eau de Prugnes par de l'eau du Cayla (source de la Princesse) ; je fais
continuer le traitement pendant 15 jours encore. Au bout
de ce temps, l'amélioration est considérable, les fonctions
digestives se font mieux, les forces augmentent, les pertes
blanches ont diminué ; l'état général est excellent. La malade
part et emporte avec elle une caisse d'eau du Cayla, qu'elle
boira chez elle pour continuer le traitement.

OBSERVATION XVIᵉ

DYSPEPSIE FLATTULENTE

Mᵐᵉ T., 28 ans, d'un tempérament nerveux, d'une complexion très-délicate, réglée difficilement à l'âge de 15 ans.
Depuis, les règles sont peu abondantes et décolorées, s'est
mariée à 22 ans et a eu 2 enfants qu'elle a nourris non sans
embarras ; contrariétés vives et fatigues corporelles au-dessus
de ses forces ; ressent, depuis sa dernière couche, remontant à deux ans environ, douleur entre les épaules s'irradiant
jusqu'à l'estomac ; inappétence, langue blanche ; digestions
lentes, pénibles, douloureuses, accompagnées de gaz, de
rapports nidoreux ; sensation de pesanteur, de gonflement à

14

la région épigastrique. La malade est obligée de se desserrer après chaque repas. — Coliques venteuses, soulagées par l'issue de gaz inodore; tympanite, essoufflement; fatigue générale, augmentée par le travail de la digestion; somnolence après le repas et engourdissement intellectuel; constipation; amaigrissement général; pertes blanches. Je prescris : un bain de Sylvanès (Petites-Eaux) avec injection vaginale; boire dans la journée 5 à 6 verres d'eau de la même source; eau de Prugnes aux repas.

Sous l'influence de ce traitement, la malade, au bout de 10 jours, digère mieux, elle est moins incommodée par le ballonnement de l'estomac et des intestins, l'appétit est meilleur, les digestions plus rapides; la malade fait avec plaisir ses deux repas tous les jours, lorsque chez elle elle ne pouvait en faire qu'un; le sommeil est plus calme et réparateur. Je continue l'usage de l'eau de Sylvanès en bains et en boisson, et je conseille l'eau du Cayla pour combattre la chloro-anémie, suite de cet état morbide, qui dure depuis 2 ans environ. Ce traitement est suivi pendant 15 jours encore, et, au bout de ce temps, les digestions sont normales, faciles, la gaieté est revenue avec les forces. J'engage la malade à faire usage de l'eau du Cayla encore pendant quelque temps chez elle.

OBSERVATION XVIIe

DYSPEPSIE ET GASTRALGIE

M. A., 18 ans, point d'antécédent personnel ni héréditaire, habite un endroit marécageux, a eu les fièvres intermittentes, il y a 3 trois ans; a été guéri depuis longtemps par le sulfate de quinine. Le malade est d'un tempérament nerveux très-prononcé, s'est développé rapidement. A la suite de cette croissance exagérée : affaiblissement général; la face est pâle, décolorée; l'appétit n'est point de son âge; le goût est perverti; langue blanche; digestions lentes, pénibles, douloureuses ; crampes d'estomac, suivies de coliques ; quelques nausées ; quelques vomissements glaireux, liquides et chauds ; jamais de vomissements de matières alimentaires. Les digestions sont si pénibles, que le malade refuse souvent les aliments ; amaigrissement général ; toux sèche, qui donne de l'inquiétude à la famille ; palpitation de cœur. Je prescris : un bain de Sylvanès (source Petites-Eaux) de courte durée ; promenade après pour exciter la réaction ; alterner avec une douche de la même source ; eau d'Andabre aux repas et eau de Sylvanès à boire dans la journée par fraction de verre, depuis 2 jusqu'à 6 par jour.

Après quelques jours de ce traitement, l'appétit se réveille et les digestions paraissent se faire mieux et plus vite ; les vomissements ne se montrent pas après chaque repas avec cette régularité désespérante ; le sommeil est réparateur. Je conseille de continuer ce traitement, mais j'engage le malade à faire usage avec beaucoup de précautions de l'eau du Cayla pendant les repas. Cette eau est bien supportée, l'amélioration persiste. Le traitement est continué pendant 22 jours. Le malade fait de nombreuses promenades dans la journée, les forces reviennent avec la régularité des fonctions digestives, et le malade part de Sylvanès dans un très-bon état.

OBSERVATION XVIIIe

GASTRO-ENTÉRALGIE. — CHLORO-ANÉMIE

M. B..., âgé de 58 ans, propriétaire, vient à Sylvanès pendant l'été de 1873. — Ce malade a eu des rhumatismes à l'âge de 15 ans, qui ont duré jusqu'à 20 ans. — Au mois d'août 1871, sans cause appréciable, fut pris le matin d'un vomissement de sang, qui se renouvela le lendemain avec plus d'abondance. A la suite de ces pertes considérables de sang, phénomènes d'anémie qui se prolongèrent pendant quelque temps. Vers la même époque, en 1872, à la suite de grandes fatigues, l'appétit diminua, le malade se plaignait alors de mauvais goût à la bouche, de quelques nausées le matin, d'une douleur violente au creux épigastrique s'irradiant dans les deux hypochondres; quelques vomissements glaireux et bilieux surviennent après les repas, alternative de diarrhée et de constipation, mais jamais les selles ne contiennent du sang.

A ma première visite, je trouve le malade dans l'état suivant : amaigrissement et déperdition des forces, teinte subictérique de la face ; la langue est blanche et saburrale, mauvais goût à la bouche ; douleur à l'épigastre exaspérée par la pression, sensation pénible pendant la digestion, nausées et quelques vomissements après les repas ; un peu de diarrhée. — Le malade craint à tout instant de voir revenir les vomissements de sang. — Je constate donc un embarras gastro-intestinal ; mais craignant aussi d'avoir à traiter un ulcère de l'estomac et craignant que l'usage interne de l'eau de Sylvanès ne ramène ces vomissements sanguins et n'affaiblisse d'autant le malade, je l'engage à faire usage de l'eau d'Andabre, espérant ainsi régulariser rapidement les fonctions digestives. — Je prescris donc un bain de Sylvanès tous les jours. — Eau d'Andabre à prendre dans la matinée par fraction de verre jusqu'à concurrence de 4 verres ; fera usage de la même eau aux repas.

Au bout de six jours de ce traitement, la faiblesse est toujours la même, les douleurs d'estomac sont aussi violentes ; la diarrhée est augmentée. Il n'y a aucune amélioration du côté des fonctions digestives.

Je suspens l'usage de l'eau d'Andabre, et je prescris 4 à 6 verres de l'eau de Sylvanès (Petites-Eaux) à prendre dans la journée, et continuera son bain. — A la suite de ce nouveau traitement, au bout de quelques jours le teint s'éclaircit, les fonctions digestives se font mieux, la douleur est moins vive, les forces reviennent. — Le malade part de Sylvanès dans un état satisfaisant.

Il revient cet été de 1874 ; l'état général s'est sensiblement amélioré, il n'y a plus de violentes douleurs à l'estomac, ni de vomissements. — Les digestions sont lentes encore, mais non pas comme l'année précédente. Le teint est encore un peu pâle, mais n'est pas jaune.

Je prescris le même traitement que l'année dernière ; cependant j'engage le malade à faire un usage modéré de l'eau d'Andabre pendant les repas. — Ce traitement mixte par les eaux d'Andabre et de Sylvanès est continué pendant une vingtaine de jours ; il est très-bien supporté cette année, les fonctions digestives se font très-bien, plus de mauvais goût à la bouche, plus de nausées, plus de vomissements. — La santé générale paraît être parfaite.

OBSERVATION XIXᵉ

DYSMÉNORRHÉE

Mᵐᵉ C..., âgée de 33 ans, a été péniblement réglée à l'âge de 12 ans ; dès l'apparition du flux cataménial, il y eut des troubles dans les époques et dans la quantité du sang perdu. — Quelquefois les règles duraient 8 à 10 jours, l'écoulement était alors très-peu abondant, le sang était rouge, dans les intervalles pertes blanches ; s'est mariée à 18 ans et a eu deux enfants. — Après la seconde couche, arrêt subit des lochies et de la sécrétion lactée, qu'on a eu toutes les peines à rappeler, éruption alors de papules aux diverses parties du corps, pour laquelle Mᵐᵉ C... a été envoyée à Luchon pendant plusieurs années. Actuellement je constate : faiblesse générale, sensibilité exagérée, mobilité dans les idées et dans l'humeur, irritabilité, éréthisme nerveux évident, insomnie, cauchemars ; fonctions digestives normales, constipation ; troubles dans les époques menstruelles, leur durée et la coloration du sang ; aggravation de tous ces symptômes à ces moments, caractérisée par des phénomènes dyspeptiques, gastralgiques, par des spasmes et des névralgies de la tête. — Ces phénomènes durent trois ou quatre jours et sont suivis d'un

léger écoulement sanguin plus ou moins coloré. — Pertes
blanches après.

Je prescris : eau du Cayla aux repas (source de la Princesse);
eau de Sylvanès pendant la journée ; en même temps un bain
à Sylvanès (source des Moines) , alterner avec une douche.
Au bout de dix-sept jours de ce traitement , les phénomènes
nerveux se calment, l'appétit se réveille, les fonctions digestives se régularisent. On continue le traitement. — Quelques
jours après, apparaissent les symptômes douloureux du côté
des reins qui annoncent la période menstruelle , je fais continuer les bains et les douches, et je conseille à Mme C... de faire
usage de l'eau du bain pour prendre des injections vaginales. — Au vingt-deuxième jour du traitement , les règles
apparaissent , abondantes , le sang est rouge, et la perte dure
trois jours environ ; l'état général paraît être plus satisfaisant
après , les phénomènes nerveux se calment, et tout annonce
une grande amélioration. — Je regrette que Mme C. ne puisse
pas continuer le traitement jusqu'à la période suivante , pour
en constater les bons effets. Je l'engage seulement à emporter de l'eau du Cayla , qu'elle prendra l'hiver, et je l'engage
à revenir l'année prochaine, ce qu'elle promet de faire vu le
soulagement obtenu.

OBSERVATION XX°

ENGORGEMENT DE L'UTÉRUS. — CHLORO-ANÉMIE

Mme M..., âgée de 24 ans , s'est mariée il y a 3 ans ; a eu
une fausse couche quelques mois après son mariage. Réglée
à 15 ans sans aucun accident, la menstruation a été régulière
jusqu'au moment de son mariage, le sang était rouge et
abondant , persistance des règles pendant les deux premiers
mois de sa grossesse. A la suite de la fausse couche , pertes
de sang très-considérables. Depuis lors ont apparu tous les
phénomènes de la chloro-anémie : amaigrissement, teint
pâle , bizarrerie dans le goût, difficulté des digestions,

constipation ; sensibilité exaltée, pleure facilement ; fatigue, essoufflement et palpitations cardiaques à la moindre marche. Les règles sont moins abondantes, le sang est plus pâle, pertes blanches dans les intervalles. — Douleurs dans les deux flancs, s'irradiant jusque dans les membres inférieurs ; la marche est pénible, la malade reste également difficilement assise, elle est obligée de se coucher pour modérer ces douleurs ; constipation, envies fréquentes d'uriner ; la miction est douloureuse. Tous ces symptômes sont aggravés au moment des règles. — Je pratique l'examen au spéculum, et je constate que le col de l'utérus paraît tuméfié, rouge, surtout sur la lèvre postérieure, il paraît légèrement allongé. — Par le toucher, je constate que le corps de l'utérus est dur, augmenté de volume, le toucher n'est point douloureux, il y a un peu d'antéversion. Je constate donc un engorgement chronique de l'utérus sur un sujet chloro-anémique.

Je prescris donc : eau de Prugnes le matin à jeun, de deux à quatre verres. J'engage la malade à se la faire porter à Sylvanès, pour éviter la course en voiture qu'elle serait obligée de faire pour aller à cet établissement ; j'engage aussi à faire usage de cette eau pendant les repas. Un bain de Sylvanès tous les jours avec injection vaginale pendant la moitié de la durée du bain. Au bout de huit jours de traitement ; je constate une amélioration sensible dans l'état général. Du côté de l'utérus, l'engorgement n'a pas encore diminué, mais cependant la malade ne souffre pas autant lorsqu'elle est assise ou allongée. Je continue le traitement : bain de Sylvanès, alterner avec une douche générale, injection vaginale ; eau du Cayla dans la matinée et aux repas, eau de Sylvanès (source des Petites-Eaux) dans l'après-midi. Après 20 jours de ce traitement, je pratique un nouvel examen et je constate que la coloration rouge est moins intense, l'hypertrophie du col a sensiblement diminué ; l'utérus est moins dur, on peut le faire ballotter plus facilement avec le doigt. Les règles se font jour, quelques heures après mon examen, ce qui engage la malade à faire ses préparatifs de départ, malgré mes instances pour la faire rester encore quelque temps. Les fonctions générales se font mieux, les phénomènes nerveux ne se manifestent plus, les douleurs dans les flancs sont tellement faibles que, malgré mes recommandations, la malade fait quelques courtes promenades. En un mot, la malade est loin d'être encore guérie, mais il y a une si grande amélioration dans l'état général et dans l'état local, que j'ose espérer que la guérison se complètera par une ou deux saisons de plus passées à Sylvanès.

OBSERVATION XXIᵉ

ENGORGEMENT DU LIGAMENT LARGE DU CÔTÉ GAUCHE. — ULCÉRATIONS DU COL DE L'UTÉRUS. — LEUCORRHÉE

Mᵐᵉ V..., âgée de 28 ans, d'un tempérament nerveux, a été réglée sans trop de difficultés à l'âge de 13 ans. Manifestations diathésiques au cou, glandes engorgées, s'enrhume facilement ; s'est mariée à 21 ans, et a eu quatre enfants, dont deux sont morts. La dernière couche a été très-laborieuse ; pertes considérables de sang ; phénomènes alors de métropéritonite, caractérisée par de violentes douleurs dans le ventre ; vomissements ; a été traitée alors par des sangsues, des frictions avec de l'onguent napolitain belladoné. L'acuité du mal a diminué sous l'influence de ce traitement énergique, mais la malade ressent toujours des douleurs dans le côté gauche du ventre.

Actuellement, je constate une faiblesse, une lassitude générale qui force la malade à rester le plus souvent allongée, la marche augmente la douleur du ventre, le moindre mouvement mal cadencé force la malade à s'arrêter. La face est pâle, les digestions sont quelquefois pénibles. Les règles sont douloureuses, peu abondantes, pertes blanches dans les intervalles ; constipation ; les urines chaudes, sensation de brûlure dans la miction. Je pratique le toucher, et je constate l'immobilité de l'utérus, qui paraît douloureux du côté gauche, et lorsque je cherche, en faisant le tour du col avec le doigt, à le faire ballotter légèrement, Mme V... ressent une vive douleur de ce côté. Je pratique l'examen avec le spéculum, et je constate que le col de l'utérus est tuméfié, rouge légèrement jaunâtre ; en même temps je constate la présence de légères ulcérations, qui donnent issue à un liquide jaunâtre purulent.

Je prescris l'eau d'Andabre à boire dans la matinée, en ayant le soin de se la faire porter à Sylvanès, pour éviter de faire en voiture le trajet qui sépare ces deux établissements ; en même temps je conseille de prendre de l'eau du Cayla aux repas ; bains de Sylvanès tous les jours avec injection vaginale. Au bout de dix jours de traitement, les fonctions digestives se font mieux ; il y a cependant de la constipation ; la miction n'est plus douloureuse. En palpant la région abdominale, Mme V. ne ressent pas autant de douleur ; aussi fait-elle quelques courtes promenades sous les arbres, sans trop de fatigue. A l'examen par le spéculum, l'utérus est moins rouge, les ulcérations paraissent se cicatriser ; au toucher je constate une légère diminution dans la dureté du col. Je conseille de continuer le traitement ; il est suivi pendant une quinzaine de jours encore. L'amélioration générale persiste ; au toucher je sens que le col est bien moins dur ; l'utérus se laisse plus facilement déplacer ; il est incontestable que la maladie n'est point guérie, il y a une grande amélioration. Mme V. peut marcher sans trop de fatigue, et les fonctions digestives sont bien meilleures ; la constipation a été combattue avec quelque succès par des lavements avec l'eau de Sylvanès, et j'ai eu le soin également de faire boire de l'eau de la même source, deux verres dans l'après-midi.

OBSERVATION XXIIe

ENGORGEMENT DU COL UTÉRIN. — GRANULATIONS. — HYSTÉRIE. —
NÉVROPATHIE

Mme R., âgée de 40 ans, réglée à 14 ans, menstruation
régulière, sang abondant, rouge ; quelques caillots ; la durée
de l'écoulement est de trois jours en général. S'est mariée à
l'âge de 27 ans, a eu 3 enfants ; les couches n'ont présenté
rien d'anormal, si ce n'est de très-grandes pertes de sang.

Lors du troisième accouchement, Mme R. eut une attaque
d'hystérie très-forte, suivie d'une paralysie des membres
inférieurs. Actuellement je constate une faiblesse générale
qui rend la marche très-difficile ; le teint est pâle, décoloré ;
douleurs entre les épaules ; les fonctions digestives sont
languissantes, douloureuses ; sensation de gonflement et de
pesanteur au creux épigastrique ; menstruation abondante,
sang rouge ; quelques caillots ; envies fréquentes d'uriner ;
la miction est douloureuse, sensation de brûlure ; les urines
sont troubles et laissent déposer au fond du vase. En même
temps, il y a de la constipation et des pertes blanches.

Mme R. me dit qu'elle a subi de nombreuses cautérisations.
Je pratique le toucher, et je constate une hyperthrophie du
col de l'utérus avec induration ; le museau de tanche est
largement ouvert. Au spéculum je constate sur toute la muqueuse du col de nombreuses granulations et de cicatrices
nombreuses. En même temps le museau de tanche largement
ouvert donne issue à des mucosités jaunâtres, épaisses,
filantes. Je constate donc un catarrhe de l'utérus avec engorgement du col et granulations sur une personne anémique et
hystérique. Je prescris donc : eau ferrugineuse du Cayla
(source de la Magdeleine), depuis 2 verres jusqu'à 4, et par
fraction de verre ; aux repas, eau de la Princesse ; tous les
jours un bain de Sylvanès, depuis 20 minutes jusqu'à 45 minutes, en ayant le soin de prendre des injections vaginales.

Ce traitement est suivi pendant 12 jours ; l'état général est meilleur, et les pertes blanches ont diminué ; j'engage la malade à continuer.

Après vingt-deux jours de traitement, je constate que les granulations sont bien moins nombreuses, la muqueuse est moins rouge et moins tendue, l'écoulement muqueux qui se faisait par le museau de tanche est bien moins abondant, moins épais. Il y a donc amélioration, et je conseille à la malade de ne point négliger chez elle les injections vaginales astringentes et de se faire pratiquer de temps en temps quelques cautérisations. Quant à l'état général, il est satisfaisant : l'appétit est bon, les fonctions digestives régulières, les forces paraissent revenir. Mme R. peut facilement marcher sans être trop vite fatiguée. Je l'engage à prendre quelques bouteilles d'eau du Cayla, pour compléter le traitement chez elle.

OBSERVATION XXIIIe

ENGORGEMENT DE L'UTÉRUS, DE L'OVAIRE GAUCHE

Mme L., 27 ans, d'un tempérament scrofuleux, a eu, pendant ses premières années, des ganglions engorgés autour du cou et des éruptions d'eczéma aux oreilles. Réglée à l'âge de 15 ans, ce ne fut point sans douleur et sans être obligée de continuer le traitement tonique reconstituant qu'on lui avait fait prendre dans son jeune âge, tel que : huile de foie de morue, feuilles de noyer, etc., etc. Les époques cataméniales furent irrégulières ; le sang était peu abondant, peu coloré ; pertes blanches. S'est mariée à 22 ans, a eu un enfant et a fait une fausse couche de 2 mois environ. L'enfant qui lui reste est chétif et a tous les caractères du tempérament scrofuleux. A la suite de la fausse couche, douleur vive dans le ventre et surtout à gauche ; il se manifeste de ce côté, un peu plus haut que le pli de l'aine, une tumeur, pour laquelle on lui fit faire sur le ventre des frictions avec l'onguent napolitain, et qui plus tard nécessita

l'application de vésicatoires. La marche était impossible ;
elle exaspérait les douleurs ; en même temps, il y avait des
envies fréquentes d'uriner et de la constipation ; en un mot,
il y eut à cette époque une ovarite.

Actuellement, la santé est meilleure, cependant les fonctions digestives sont languissantes ; il y a de la constipation ; les fonctions cataméniales sont accompagnées de violentes douleurs ; l'écoulement est peu abondant, et il y a des
pertes blanches dans les intervalles ; la malade est vite fatiguée, marche lentement et est obligée de bien choisir ses
pas, sans cela la moindre pierre sur laquelle elle met les
pieds, lui procure un douloureux retentissement dans le
ventre et surtout du côté gauche.

En palpant la région abdominale, on sent de l'empâtement
dans la fosse iliaque gauche et, en même temps, on a la
sensation d'une tumeur dure profondémment située, dont la
pression est encore un peu douloureuse. En pratiquant le toucher, je constate que l'utérus est presque immobile; si j'essaye
de lui imprimer de légers mouvements, ces tentatives font
renaître les douleurs, le corps de l'organe est dur, le col est
également dur, allongé. J'ai donc à traiter ici un engorgement
de l'utérus, qui date de deux ans environ, compliqué de
l'engorgement de l'ovaire gauche. Je prescris donc : un bain
de Sylvanès (source des Petites-Eaux) avec injection vaginale.
Je prescris cette source comme étant moins excitante que
la source des Moines, craignant, en voyant les douleurs qu'é-
prouve la malade lorsqu'on pratique le toucher, que sous son
influence la maladie ne passe à l'état aigu. Je recommande
aussi de ne pas abuser des injections vaginales ; je prescris à
boire dans la journée 4 ou 5 verres de l'eau de la même
source et, aux repas, de l'eau de Prugnes. Ce traitement est
suivi pendant une quinzaine de jours sans interruption, et,
sous son influence, je constate une amélioration considérable
dans l'état général : l'appétit est bon, les digestions faciles ;
la malade fait quelques promenades sans être fatiguée. En

palpant la région abdominale , on sent encore de l'empâtement; cependant, on dirait que la tumeur ovarienne est moins douloureuse, on la dirait même diminuée de volume.

Mme L. continue encore pendant 7 à 8 jours, et je constate au spéculum que le col paraît moins long et plus mou ; le corps de l'utérus est plus mobile , il est moins dur ; je puis imprimer quelques légers mouvements sans faire naître des douleurs vives. Il est incontestable que l'état général et l'état local vont mieux ; la malade veut partir, mais promet de revenir l'année prochaine.

OBSERVATION XXIVe

MÉTRITE CHRONIQUE

Mme B., âgée de 28 ans, d'un tempérament lymphatique, a été bien réglée dès l'âge de 14 ans, s'est mariée à 21 ans et a eu deux enfants. Il y a 15 mois environ, pendant la période menstruelle, s'exposa à un froid intense et fut mouillée par la pluie. A la suite de cet accident, les règles s'arrêtèrent subitement, et Mme B. contracta ainsi une métrite aiguë. Cette affection dura bien longtemps, et ce n'est que depuis 4 mois que la malade peut marcher. Actuellement, douleur sourde dans le ventre, exaspérée par la marche, les mouvements brusques lui arrachent encore des plaintes ; le cahot de la voiture lui a rendu le voyage très-pénible. L'état général est peu satisfaisant ; la face est pâle, légèrement jaunâtre ; l'appétit est peu développé, il est capricieux, bizarre ; les digestions sont lentes, pénibles ; quelques coliques accompagnent la digestion intestinale, constipation ; envies fréquentes d'uriner, sensation de brûlure. En palpant la région abdominale, on ressent une tumeur globuleuse, douloureuse à la pression, que l'on reconnaît pour être l'utérus, augmenté de volume. En pratiquant le toucher, on sent au-dessus du col le corps de l'utérus tuméfié, arrondi, lisse, d'une consistance assez ferme, et qui devient douloureux, lorsqu'on cherche à lui imprimer de légers mouvements ; l'utérus paraît être abaissé et paraît être dans l'antéversion, ce qui explique les envies fréquentes d'uriner. Les douleurs abdominales paraissent s'irradier dans les membres inférieurs et jusque dans l'hypogastre, qui est douloureux à la pression. Les règles augmentent considérablement, toutes ces douleurs qui se font également sentir dans le bas des reins et forcent la malade à rester allongée dans ces moments ; l'écoulement de sang est peu abondant et paraît mélangé à des mucosités épaisses, filantes.

Je pratique l'examen au spéculum, et je constate que le museau de tanche est largement ouvert et qu'il donne issue à ces mucosités. En même temps, je constate que la muqueuse est rouge, tendue, présente quelques granulations disséminées et quelques ulcérations qui sont en voie de cicatrisation par suite des nombreuses cautérisations qu'a subies la malade. J'ai donc à traiter ici une métrite parenchymateuse sur une personne de nature scrofuleuse. L'état général est loin d'être satisfaisant : les forces ont bien diminué, le découragement est survenu, qui vient encore affaiblir la malade.

Je prescris donc à boire dans la matinée deux ou trois verres de l'eau du Cayla (source de la Princesse), que j'ai le soin de lui faire porter tous les matins, pour éviter les soubresauts de la voiture. Au repas, Mme B. prendra de cette eau coupée avec du vin. Dans l'après-midi, on prendra deux ou trois verres de l'eau de Sylvanès (source des Petites-Eaux), pour combattre la constipation occasionnée et par la maladie et par le traitement ferrugineux. Je suis même obligé de temps en temps de prescrire, à cet effet, quelques grammes de manne à prendre dans un verre d'eau de Sylvanès. En même temps, tous les jours, Mme B. prendra un bain de Sylvanès avec injection vaginale. Au bout d'une dizaine de jours environ, l'état général est meilleur, l'appétit se réveille, les digestions sont plus faciles, les douleurs sont moins vives , et l'on peut se promener lentement sous les arbres.

Voyant l'amélioration, je continue le même traitement ; seulement, j'engage la malade à alterner les bains avec les douches ; celles-ci doivent être générales et de courte durée. Les premières fatiguent la malade , qui est disposée à les interrompre ; je persiste néanmoins et je n'ai pas lieu de m'en repentir. L'amélioration persiste , et au bout de 12 jours de plus , ce qui fait 22 jours de traitement ; je pratique le toucher ; l'engorgement du col paraît être moins considérable ; je puis facilement faire le tour avec le doigt , et imprimer de légers mouvements au corps de l'utérus , sans exciter de violentes douleurs.

Par le spéculum , je constate que les ulcérations sont en bonne voie de cicatrisation ; le museau de tanche paraît être moins ouvert, ce qui indique la diminution de l'engorgement du col. Le traitement est continué pendant trois jours de plus , et nous sommes obligé de l'interrompre par l'apparition du flux menstruel, qui , cette fois , se fait jour sans être accompagné de violentes douleurs ; il y a de la lassitude. J'engage Mme B. à continuer le traitement interne , à rester allongée autant que possible , pour éviter toute espèce de fatigue. L'écoulement dure 4 jours, il est peu abondant , le sang est assez rouge et il y a beaucoup moins de mucosités qu'ordinairement ; une fois les règles arrêtées , Mme B. veut immédiatement partir ; je la retiens encore quelques jours , craignant que la fatigue du voyage survenant n'augmentât le mouvement fluxionnaire sur l'utérus. Il est incontestable que la guérison n'est pas complète , cela va sans dire ; cependant l'on constate une grande amélioration dans l'état général et dans l'état local. Je recommande à Mme B. de revenir l'année suivante au commencement de la saison , pour en faire deux , si cela est possible , séparées l'une de l'autre par 20 jours de repos.

OBSERVATION XXVᵉ

ENGORGEMENT DE L'OVAIRE ET DU LIGAMENT LARGE DU CÔTÉ
GAUCHE. — ECZÉMA ET ULCÉRATIONS DU COL DE L'UTÉRUS ET
DU VAGIN.

Mᵐᵉ G., âgée de 34 ans, a été souffrante pendant sa première
enfance ; engorgements de ganglions au cou , ophthalmies ;
éruption eczémateuse à la face. A été très-difficilement réglée,
à l'âge de 16 ans seulement. S'est mariée à 22 ans. La menstruation était assez régulière, mais peu abondante. De temps
en temps éruption d'eczéma derrière les oreilles, et quelques
plaques se font voir de temps en temps sur le mamelon gauche ; a eu deux enfants, qui présentent tous les deux les
symptômes de la diathèse scrofuleuse. La seconde couche
fut suivie d'une inflammation de l'utérus et de l'ovaire gauche ; le début de la maladie remonte à 15 mois. Actuellement , je constate tous les attributs du tempérament scrofuleux , la malade est pâle , maigre , le teint est jaunâtre ; je
constate la présence de deux plaques eczémateuses. La malade marche difficilement , les douleurs lancinantes qu'elle
ressentait jadis dans le pli de l'aine du côté gauche ont fait
place à des douleurs sourdes, qui s'irradient jusqu'au creux
épigastrique. Les fonctions digestives sont languissantes,
pénibles, accompagnées de coliques. Il y a de la constipation. Les règles ont reparu 4 mois après les couches , et
s'accompagnent de douleurs qui forcent la malade à rester
allongée. Pertes blanches très-abondantes ; le découragement
est complet.

En palpant la région abdominale du côté gauche , on sent
une tumeur oblongue , de la grosseur d'une grosse noix ,
douloureuse à la pression ; en pratiquant le toucher , on sent
que le corps de l'utérus est comme immobile ; si on essaie
de le faire ballotter , on fait naître de vives douleurs, qui
vont au cœur , me dit la malade. Le volume de l'utérus n'est

pas considérablement augmenté , mais on sent à gauche de l'organe un empâtement assez considérable , ce qui me fait supposer qu'il a dû y avoir une inflammation du ligament gauche et de l'ovaire du même côté. La maladie, qui a été longtemps traitée , a diminué d'intensité en passant à l'état chronique. Le col de l'utérus est allongé, est légèrement ouvert. Au pourtour de l'ouverture de l'utérus , je constate des ulcérations assez étendues ; à côté, il y en a de petites comme faites à l'emporte-pièce ; la muqueuse vaginale, qui est blafarde , porte également de légères ulcérations à forme pointillée.

J'ai donc à traiter une inflammation du ligament et de l'ovaire gauche, et en même temps des ulcérations qui peuvent être la conséquence de l'inflammation de ces organes. Mais en rapprochant les antécédents de la malade et en constatant les manifestations diathésiques., il est aisé de voir que ces ulcérations peuvent être la conséquence de la diathèse scrofuleuse , et par suite être produites par la rupture des vésicules d'eczéma.

Je prescris donc un bain de Sylvanès tous les jours (source des Petites-Eaux) , avec injections vaginales. Eau d'Andabre aux repas , et boire dans la journée eau de Sylvanès jusqu'à concurrence de 6 à 8 verres. Ce traitement est suivi pendant 10 jours environ. A la grande joie de la malade , l'appétit se réveille , les fonctions digestives se font mieux; seules, les douleurs et les pertes blanches sont un peu augmentées, et la malade s'effraie.

Je l'engage à diminuer le temps consacré aux injections , et à ne point se tourmenter ; que cette augmentation était prévue, que c'est l'effet des eaux. Au bout d'une douzaine de jours , je constate que la palpation du ventre est moins douloureuse, et que la tumeur ovarienne a certainement diminué ; les pertes sont aussi moins abondantes ; la malade prend plus de confiance dans le traitement qu'elle suit , modifié seulement. Je conseille l'usage des douches , et je

15

fais alterner le bain avec ce nouveau mode balnéothérapique. Huit jours après, par conséquent le 20° du traitement, les règles apparaissent sans douleur, elles sont plus abondantes et coulent pendant trois jours. Je maintiens la malade allongée pendant tout ce temps, et je l'engage à prendre le soir un lavement avec les Petites-Eaux pour combattre la constipation et en même temps exercer sur l'intestin une action dérivative. Je continue en même temps le traitement interne. Le flux cataménial ayant cessé, je recommande le même traitement, qui est suivi encore pendant huit jours. Je pratique un nouvel examen complet avant le départ, et je constate par la palpation la presque disparition de la tumeur ovarienne ; je ne fais naître aucune douleur par cet examen. Par le toucher, je constate que le col est plus souple, moins allongé ; je cherche à faire ballotter l'utérus, j'y parviendrais facilement si je ne craignais pas par cette manœuvre faire revenir les douleurs au moment du départ ; les ulcérations de la muqueuse du vagin et du col utérin sont cicatrisées, et il ne s'écoule plus ces mucosités filantes que j'avais constatées au début de la cure.

L'état général est satisfaisant. Il ne reste donc encore qu'un léger empâtement du côté gauche, avec une légère augmentation de volume de l'ovaire gauche. J'engage Mme G. à rester encore une quinzaine de jours, convaincu qu'on peut espérer une guérison complète ; mais elle ne veut pas y consentir et promet de revenir l'année prochaine.

OBSERVATION XXVIe

GASTRO-ENTÉRITE CHRONIQUE

M. M., âgé de 36 ans, ne présente aucun antécédent personnel, ni du côté des ascendants. N'a pas été sobre dans son régime ; son alimentation était trop riche, il faisait abus de gibier et de vins trop généreux ; aussi, depuis deux ans, l'appétit est diminué. Céphalalgie, fatigue de l'estomac, aussitôt après l'ingestion des aliments, caractérisée par un sentiment de plénitude, crampes et envies de vomir ; quelquefois nausées et vomissements. Pendant la digestion, les crampes sont très-vives, et le malade ne peut se livrer à aucune espèce de travail ni de fatigue corporelle. Coliques intestinales revenant deux heures environ après chaque repas. Alternatives de diarrhée et de constipation. Ces phénomènes durent depuis deux ans ; le malade, pour éviter ces douleurs, se prive de manger, et il s'en est suivi un amaigrissement notable, accompagné d'une grande faiblesse.

A ma première visite, je constate tous les symptômes d'une chloro-anémie, avec susceptibilité exagérée des organes de la digestion. La face est pâle, jaunâtre, les sclérotiques sales et jaunes, les conjonctives sont décolorées ; il y a une légère suffusion biliaire sur tout le corps. Les forces sont diminuées, le malade ne peut faire quelques pas sans être vite essoufflé. L'appétit est bien diminué, les fonctions digestives sont lentes, pénibles, douloureuses, accompagnées de nausées ; coliques intestinales, alternatives de diarrhée et de constipation. Je constate donc une gastro-entérite chronique ayant amené une anémie prononcée.

Je prescris un bain de Sylvanès, d'une durée de 20 minutes en commençant, et en augmenter progressivement la durée. Eau de Sylvanès (Petites-Eaux), par fraction de verre, jusqu'à concurrence de 4 verres par jour. Au bout de sept jours de ce traitement, les digestions sont moins longues et moins douloureuses, les selles sont faciles et normales. Le malade ne se plaint que de la faiblesse générale et de sa tendance irrésistible au sommeil. Je l'engage à continuer le traitement, et à ajouter aux repas de l'eau du Cayla (source de la Princesse) ; mais je suis obligé, au bout de trois jours, d'interrompre et de faire cesser l'usage de ces eaux, qui ont fait renaître les douleurs de l'estomac. Nous revenons donc au traitement primitif.

Au 15° jour du traitement, l'amélioration est prononcée et

elle persiste, la digestion se fait mieux, il n'y a pas de vomissements ni de douleurs au creux épigastrique ; on peut considérer le malade comme à peu près guéri. Malheureusement,
sous l'influence du refroidissement subit de la température ,
il contracte une affection catarrhale qui ne lui permet pas
de continuer le traitement. Il est obligé de garder le lit pendant plusieurs jours , et part de Sylvanès aussitôt que son
état le lui permet.

L'année suivante, en 1874, je le vois revenir ; l'état
général paraît être satisfaisant ; le malade a pris de l'embonpoint, les digestions sont encore un peu lentes ,
et il y a quelques coliques deux ou trois heures après les
repas. Les symptômes sont bien moindres que l'année précédente ; pendant l'intervalle des deux saisons balnéaires ,
la santé a été assez bonne, tellement que M. M. a pu reprendre ses occupations. Il revient cette année pour confirmer la guérison.

Je prescris le même traitement, et j'engage le malade à augmenter la dose d'eau de Sylvanès , qu'il doit boire dans la
journée. Ce traitement est suivi d'une guérison à peu près
complète. Le malade reste 25 jours à Sylvanès, et lorsqu'il
part , peut manger impunément de tout ce qu'on sert à table ;
les digestions se font bien , plus de pesanteur , plus de douleur ; les selles sont quotidiennes et normales. Il va sans
dire que le teint est devenu frais et rose , les forces reviennent avec la joie et la gaieté.

OBSERVATION XXVIIe

ENGORGEMENT HÉPATIQUE AVEC GASTRO-ENTÉRITE CHRONIQUE

M. L. est un homme de 52 ans environ , ayant un commerce
dé détail qui le force à rester constamment enfermé dans
son magasin. Il est obligé , après les repas , de se remettre
au travail ; aussi, voit-il ses digestions devenir de plus en
plus lentes, pénibles et douloureuses. Son père a eu plusieurs

crises de coliques hépatiques ; quant à lui , il y a deux ans , il
en a subi une très-violente et qui dura une dizaine d'heures.
Depuis lors , malgré les observations réitérées de son médecin , il a persisté à mener le même genre de vie sédentaire.
Depuis la crise de colique hépatique , M. L. ressent toujours
une douleur sourde , profonde , dans la région hépatique ;
l'appétit est bien diminué , la langue est blanche et sabur-
ralle ; de temps en temps mauvais goût à la bouche. Le
malade est tous les matins tracassé par la bile ; c'est ainsi
qu'il s'exprime. Le teint est pâle avec une légère suffusion jaunâtre ; les sclérotiques sont sales et jaunes ; les
conjonctives et les muqueuses , en général, sont décolorées.
Dégoût pour les aliments gras ; les digestions sont lentes ,
pénibles , accompagnées de rapports nidoreux ; constipation. Les selles sont dures et décolorées ; les urines sont
rouges , jaunes et épaisses. La palpation de la région hépatique fait naître quelques douleurs un peu plus vives ; et quand
on cherche à limiter le foie , il est facile de voir qu'il y a une
légère augmentation de volume , qui fait que l'organe dépasse les fausses côtes. On ne sent pas de tumeur, à propre-
ment parler, mais on sent un peu d'empâtement dans tout
l'hypochondre droit. En présence de ces symptômes , je porte
mon diagnostic : engorgement hépatique. avec gastro-entérite
chronique.

Je prescris donc eau d'Andabre à prendre pendant les
repas, eau de Sylvanès dans les intervalles ; et tous les jours,
bain de Sylvanès , alterner avec une douche. Je recommande
le régime, et j'engage M. L. à être très-sobre. Ce traitement est
suivi pendant une dizaine de jours ; le teint devient plus clair,
la coloration jaune disparaît, les fonctions digestives se font
mieux. Je continue la même prescription ; seulement j'augmente la dose d'eau d'Andabre , j'en fais prendre 4 verres
dans la matinée, M. L. en boit aux repas , coupée avec du
vin ; dans la journée et avant de se coucher, M. L. a soin
de prendre 4 à 5 verres d'eau de Sylvanès. A la suite de ce

traitement, l'état général s'améliore considérablement ;
la diarrhée apparaît abondante, séreuse et bilieuse ; en
même temps les digestions sont actives ; les douleurs dans
la région hépatique ont disparu, l'appétit est réveillé. Je
palpe l'hypochondre droit, et je constate la diminution progressive et incontestable du foie. L'amélioration est manifeste ; mais comme la diarrhée persiste, et craignant que ce
symptôme critique ne fatigue trop le malade, je diminue la
quantité d'eau ingérée.

Après 22 jours de traitement, le malade peut se considérer comme guéri, il part de Sylvanès dans un état très-
satisfaisant.

OBSERVATION XXVIIIe

ENGORGEMENT HÉPATIQUE

M. l'abbé G., âgé de 38 ans environ, arrive à Sylvanès dans
un état complet de marasme, et c'est avec crainte que je me
charge de lui donner des soins. L'amaigrissement est très-
considérable. La face est jaune safran, l'appétit est bizarre
et capricieux ; dégoût pour les aliments gras ; les digestions
sont lentes, pénibles, douloureuses et quelquefois suivies
de vomissements, toujours de rapports aigres ; alternatives
de diarrhée et de constipation. Les urines sont épaisses,
jaunes. La région hépatique n'est pas bien douloureuse,
le foie ne paraît pas être considérablement augmenté de
volume. M. l'abbé G. est sombre, triste, complétement dé-
couragé ; il croit à sa fin prochaine et s'y résigne. Je constate
donc un engorgement hépatique.

Je prescris eau d'Andabre le matin et aux repas ; eau de
Sylvanès en bain, tous les jours, en augmentant progressivement la durée depuis 20 minutes jusqu'à trois quarts
d'heure.

Ce traitement est suivi pendant une huitaine de jours, et
le malade se trouve plus fatigué, il lui semble qu'il y a aggra-

vation de tous les symptômes. Il se soumet alors, de lui-même, à l'usage de l'eau du Cayla, et continue les bains de Sylvanès ; mais, au bout de trois ou quatre jours, il constate que les douleurs sont encore plus vives, et qu'il y a une aggravation considérable de tous ses maux. Je lui conseille alors d'abandonner l'usage des eaux minérales d'Andabre et du Cayla, et de n'employer que celles de Sylvanès, d'en boire six verres environ dans toute la journée, et de continuer les bains.

Ce traitement est suivi pendant onze jours, et, sous son influence, une amélioration notable se manifeste. Le teint est plus clair, les muqueuses buccales et oculaires deviennent roses, la langue se dépouille, l'appétit se réveille, les digestions sont plus régulières et plus actives, et en même temps la gaieté est revenue.

J'engage M. l'abbé G. à rester encore quelques jours ; mais c'est en vain, les devoirs de son ministère l'appellent dans son village pour la fête du 15 août, et rien ne peut le faire revenir sur sa détermination.

Cette année (1874), M. l'abbé G. revient pour confirmer la guérison. Ce n'est plus le même homme de l'année dernière, il est gai, il recherche la société, qu'il fuyait l'année précédente. L'amélioration de l'année dernière a persisté, l'appétit est bon, les digestions sont faciles ; il reste encore un peu de susceptibilité intestinale, caractérisée par quelques douleurs légères dans l'abdomen, et des alternatives de diarrhée et de constipation. La région hépatique n'est pas douloureuse à la palpation. Le teint est frais, et M. l'abbé G. a pris un peu d'embonpoint. Je le soumets au même traitement : l'amélioration persiste, la guérison se confirme ; malheureusement, appelé en toute hâte chez lui, il part avant d'avoir terminé sa cure ; mais j'ai tout lieu de considérer cet engorgement hépatique comme complétement guéri.

OBSERVATION XXIXe

NÉVRALGIE RHUMATISMALE

Mlle H., âgée de 22 ans, présente toutes les apparences d'une bonne santé. Les diverses fonctions sont normales ; elle vient à Sylvanès pour guérir une douleur rhumatismale qui occupe le plexus brachial gauche ; les douleurs sont continuelles avec exacerbations pendant la nuit. A toujours eu des douleurs erratiques de rhumatisme. La mère, qui l'accompagne, en a été atteinte au même âge que sa fille.

Je prescris un bain de la source des Moines, alterner avec une douche; boire tous les jours de l'eau de la source des Petites-Eaux. Ce traitement est continué pendant deux semaines; la malade a bu 5 à 6 verres d'eau tous les jours. Les douleurs ont été exaspérées dès le début du traitement ; elles ont à peu près disparu au moment du départ.

CONCLUSIONS

I

Les eaux minérales de Sylvanès, par leur composition, doivent être placées au nombre des eaux FERRUGINEUSES, BICARBONATÉES et ARSÉNICALES. — Elles ne sont *sulfureuses* qu'accidentellement.

II

L'action physiologique de ces eaux est générale. Elle se fait sentir sur la peau, les muqueuses, les divers appareils de la respiration, de la digestion et de la génération. Leur action est stimulante. — Cette stimulation est modérée par la glairine.

III

Par le fer, l'arsenic, les sels alcalins et l'acide carbonique qu'elles contiennent, ces eaux rétablissent les fonctions digestives, excitent les fonctions assimilatrices, et font retrouver au sang sa plasticité normale. — Elles sont donc TONIQUES RECONSTITUANTES.

IV

Par l'arsenic et la glairine, en tonifiant le système nerveux, ces eaux en régularisent également les fonctions; elles sont donc TONIQUES NÉVROSTHÉNIQUES et SÉDATIVES.

V

Par cette excitation, modérée cependant par la glairine, elles donnent lieu à une *suractivité vitale* qui se traduit par une *suractivité fonctionnelle,* d'où la résolution des divers engorgements organiques. — Ces eaux sont donc RÉSOLUTIVES.

VI

Elles trouvent une heureuse application, seules ou associées, selon les cas, aux eaux minérales froides de la vallée de Camarès : contre la chlorose, l'anémie, les névroses, la métrite chronique ; contre le catarrhe des voies digestives, respiratoires et génito-urinaires ; contre les divers engorgements du foie, de la rate, etc.

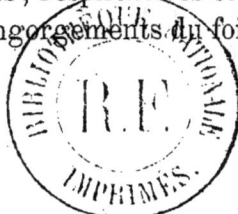

FIN

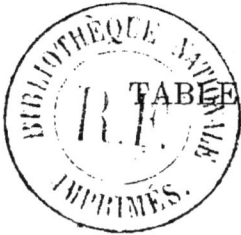

TABLE DES MATIÈRES

—◇◇—

CHAPITRE V.

CHAPITRE VI.

CHAPITRE VII.

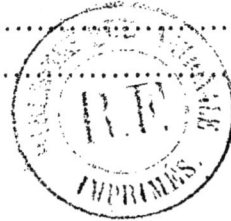

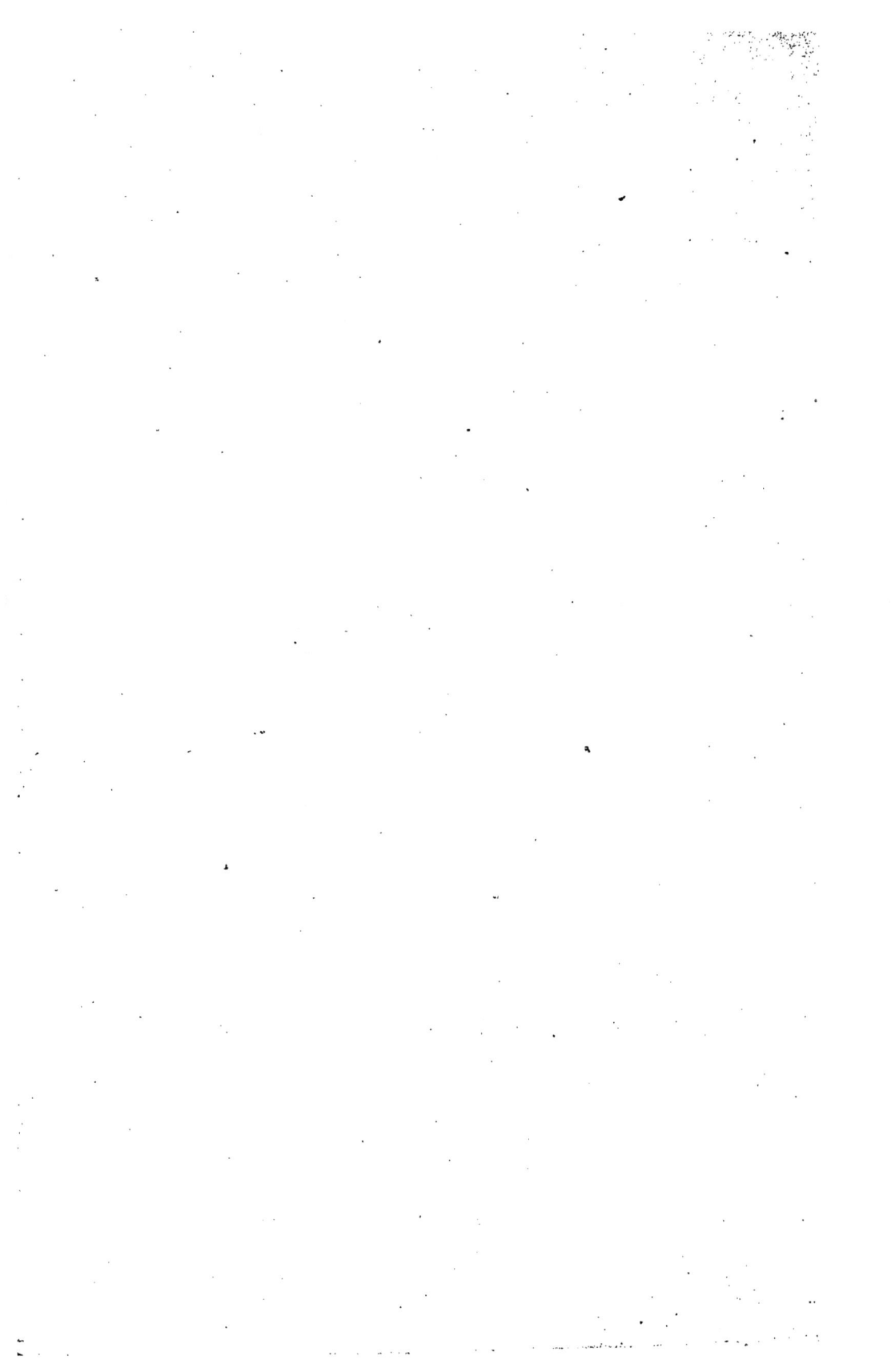

Montpellier. Typ. P. Grollier.

www.ingramcontent.com/pod-product-compliance
Lightning Source LLC
Chambersburg PA
CBHW071653200326
41519CB00012BA/2502